JN202574

こころの臨床を語る

「こころの科学」
対談・座談選

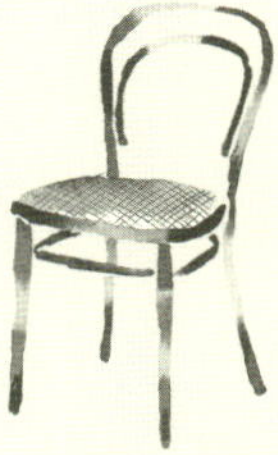

「こころの科学」編集部＝編

日本評論社

こころの臨床を語る

「こころの科学」対談・座談選

はじめに

一九八五年に創刊された『こころの科学』は、二〇一八年七月号をもって通巻第二〇〇号を迎えます。

奇しくも二〇一八年は、この雑誌を発行する日本評論社の創業一〇〇年にもあたります。この二つの記念すべき節目にあたり、『こころの科学』本誌、姉妹誌等にこれまで掲載された対談・座談会の中からとくに貴重な八本を選び、纏めたのが本書です。

『こころの科学』はその歴史を通して、各時代を反映する「こころ」の問題を取り上げてきました。「科学的知見の単なる解説記事ではなく、臨床実践にもとづいた具体的な記述」を旨に、各分野の第一人者にご協力いただきながら、専門的な内容をできるだけわかりやすく読者に伝えるよう工夫を凝らしてきました。対談や座談会というスタイルの記事はそうした工夫の一つとして、折にふれて掲載されてきたものです。

本書に収録された対談・座談会では、精神医学、東洋医学、家族支援、臨床心理学、精神分析、社会的養護といったテーマが取り上げられています。元来はそれぞれ独立して企画されたものですが、どれをとっても、各領域で臨床に携わる方やその道を志す方、「こころ」に関心をもつ一般の方々にとって示唆に富む内容がふんだんに盛り込まれている点で共通しています。

こころの臨床をめぐって交わされる豊かな語りに、ぜひ耳を傾けてみてください。

「こころの科学」編集部

目次

・本書に含まれる「精神分裂病」「痴呆」といった表現は今日では用いられないものですが、それぞれの時代背景における発言者の意図を尊重し、原文のままとしました。
・言及されている方々の所属・肩書き、制度の規定等は当時のものです。
・書籍化にあたり付け加えた注記は大括弧［　］により示しました。

1

こころの科学

——その方法

笠原　嘉

風祭　元

◎初出
『こころの科学と人間』（からだの科学特別増刊 精神医学入門シリーズ2）、一九八四年

笠原 嘉（かさはら・よみし）
名古屋大学教授（当時）、桜クリニック名誉院長、名古屋大学名誉教授（現在）。精神医学。

風祭 元（かざまつり・はじめ）
一九三四―二〇一七年。帝京大学教授（当時）。精神医学。

こころの科学の特性

精神医学は科学か

風祭 本日は、主にこころの科学といいますか、精神医学を中心として、どういう方法で人間のこころに接近していったらいいかを、一緒に考えさせていただければと願っております。

精神医学は、ほかの身体医学、例えば内科とか外科に比べて少し異質なものだという感覚で、医学の中からも外からもとらえられていた傾向があると思うのですが、そのいちばん大きな理由は先生が前からおっしゃっておられるように、精押医学が対象として身体と精神の両方をとり扱い、しかも、単なる学問としてではなく、実践に向かうものだからではないでしょうか。例えば、簡単な問いかけでありながら、実際に答えるのは非常にむずかしい問題かと思いますが、精神医学はいちおう自然科学ととらえていいとお考えでしょうか。

笠原　いわれる通り、医学部のなかにいますと、いつも何となく坐り心地が悪いですね（笑）。そして、正統な自然科学、あるいはモノの科学といってもいいかも知れませんが、例えば内科、外科、あるいは生化学、解剖学の先生たちを見ていると、たいへんうらやましい。

どうも私たちはすっきりしていなくて、私の言葉でいうと、二重の見当識をもち、いつも中途半端なことをやっている。「二重の見当識」というのは、私たち精神科医はもちろん一方で神経学の延長上にあって、脳のことを考え、例えば眼球の反射や運動を見ているわけですが、他方では、精神現象を、眼に関していえばまなざしというようなものも同時に見なければならないという宿命を指しています。その二重性が気になってしかたがない。それが医学部のなかで坐り心地を悪くしているのではないかと思うのです。

精神医学は科学ではないとよくいわれます。たしかにモノの科学の見方からすればかなりはずれておりますから、その批判はあたらないことはない。しかし、精神、こころの問題を自然科学的手法だけでとり扱うことができないことも、これまた自明のことでしょう。自然科学なのか、そうでないのかはっきりしないようなあいまいなものは医学から排除せよという狭量な医学者もいるかもしれませんが、その場合、科学とは何かという問題が浮上してくると思うのです。

風祭　そうですね。ごく常識的に考えますと、自然科学の自然科学たりうる条件の一つは、普遍妥当性ということですね。つまり、誰がどこで研究しても普遍妥当性をもつということ。もう一つは、同じレベルの条件といえるかどうかわかりませんが、再現性があること。とくに物理学や化学のように無機的なものを扱う自然科学については、そういえるだろうと思います。

他方で、精神現象をとり扱う場合、精神現象はまさにその人にとって一回きりの出来事であるという点で、普遍妥当性や再現性がいつでもあるという条件には合わない。ただ、精神医学に限らず、医学は応用生物学と考えられるわけです。自然科学の条件は、実は、物理学や化学については成り立っても、生物学の場合には必ずしもいつも成り立つとは限らないわけですね。ですから、生物学と同じようなレベルでは、精神医学は自然科学の仲間入りは十分できるだろうと思うのです。とはいっても、こころの問題をとり扱うということで、医学のなかでも多少特殊な点があることは否定できない。

笠原　少し気負っていえば、精神科以外の分野ではあまり問題にしなくてもすむような問題意識をもって、ちょっとちがった科学論、方法論をつくらざるをえない。そのような使命が、われわれに与えられていると、むしろ積極的に考えることができるのではないでしょうか。

哲学・心理学・精神医学

風祭　いままでの歴史をふり返ってみますと、人間の精神現象に対して、いろいろな接近の方法があったと思います。例えばギリシャ時代は、こころの問題に接近する科学というか学問は哲学だったわけで、ソクラテスとかプラトンのような、いま哲学者として考えられている人が、人間の精神現象の病理についても、かなり深い洞察をしているわけですね。

この時期には、こころの科学は哲学と同じだった。それが中世、近代を経て、一九世紀になってから、病理学とか内科学、外科学のような身体医学が発達してくると、こころの問題も哲学の対象ではなく、自然科学の対象として扱うことができるのではないかと考えられ、精神医学という領域が確立されてきたと思うのです。

ただ、その前に、人間の正常な心理をできるだけ自然科学的にとり扱おうという目的で、心理学という学問領域が新しく出てきていた。精神医学が確立される少し前の一八世紀ぐらいでしょうか。しかし、この時期でも心理学と哲学は必ずしも分けられていないわけで、ヒューム（David Hume, 1711-1776）などでも、心理学すなわち哲学という時代だったのですね。

人間の精神現象というのは、たしかに身体的な側面からだけではとらえきれない面があるわけですから、いろいろな立場から人間のこころに接近していく方法がありうる。しかし、現在、心理学、サイコロジー（psychology）と、精神医学、サイキアトリー（psychiatry）、こころを治す学問、この二つの関係、あるいはそれ以前の哲学との関連は、どう考えたらよろしいでしょうか。

笠原　心理学は精神医学にとって本当は親しい親戚なのでしょうが、意外に遠いという感じを、正直なところもっています。たいていの心理学科は、いまでも文学部のなか、場合によると哲学科のなかの一分科としてあるわけですが、研究テーマなどはかなり自然科学的ですね。実験動物を使ったり、あるいは人間でテストしたりしてきわめて計測的というか自然科学的プリンシプルをもっている。その意味では精神医学者のほうが、よほど哲学に近い。実際にからだも診るし、薬を出し注射をする精神科医のほうが、自然科学一辺倒ではない……。

風祭　私も、心理学は、精神現象を自然科学的な方法で、部分として分析的にとり扱うことに深入りしすぎて、人間全体を直観的といいますが、全体的にとらえる視点が弱くなっているような気がします。それに対する反省として、近年の臨床心理学という新しい部門ができてきたのでしょうが、精神医学のほうでも、先生のお言葉を借りると、「自前の心理学」といいますか、精神病理学という、人間のこころの病理現象を記述し、説明する心理学を発展させてきたわけですね。

笠原　たしかに、全体と部分という関係枠で見る必要がありますね。近代心理学はきわめて部分志向的であって、しかるが故に厳密科学の仲間入りをする栄光をもちえた。しかし、一方で全体を見る目をいさぎよく、あるいは潔癖にもというべきかもしれませんが、拒否したという事情があるのではないでしょうか。

精神医学は治療学ですから、どうしても、精神現象をその一部分として含む人間の全体を考えざるをえない。常に部分ではなくて全体を見なくてはならない。いわば「全体の科学」を志向していると思うのですけれども、同時にそれがあいまいさと不徹底さを背負ってしまうことにつながる。

風祭　もう一点は心理学の場合には、ある程度純粋な学問として成立するわけですけれども、精神医学は臨床医学ですから、実際に患者さんを診断して、治療をするという、実際的な側面をもっている。ですから、心理学は正常心理を追究するのですが、精神医学は逆に、病理像から人間のこころに接近する。

多少乱暴なアナロジーで申しますと、機械が壊れたときに、それを直していくと構造がわかってくるということがありますね。複雑な機械の構造がよくわからない場合に、例えば、ラジオが壊れて、それを一生懸命直していると、その働きがわかってくる。医学では、そういうふうに病的な部分から正常な状態を見ていく方法が、いつも使われているわけですね。

笠原　その辺が逆に反論をよぶのでしょうね。精神を考えるのに病的なほうから考えて、はたして本当に健全な精神がわかるかという反論も、一方にたしかにあると思います。

ただ、私たちのこころの科学は、いわれたように、病理像から入っていく方法論を特色としてもっていて、それによって相当いろいろなことを明らかにしてきた実績はありますね。

風祭　いま機械のことをとり上げたのは、たとえとして少し不適切な点がありまして、とくに生物を対象とする場合は、機械とはちがいますね。機械の場合には、少なくともつくった人は構造を全部知っているわけですけれども、人間を含めて、生物の場合には構造が先にできていて、あとからその働きや仕組みを追究していかなければならない。ですから、生物を対象とする場合には、病理学的な方法はやはりきわめて大切なのだろうと思います。

笠原　そのとおりですね。

複眼的思考

風祭　先ほど、医学のなかで精神医学は二重の見当識をもっているといわれたわけですが、これは必ずしも一つの意味だけではないだろうと思うのです。これも先生の使われた言葉ですけれども、あらゆる場合に複眼的な思考を要求されるという点が、精神医学の非常におもしろい、特徴のある点でもあるし、ほかの分科から見ると非常にむずかしく感じられる点でもあると思います。まず、病因論という次元でも、単純な見方はとてもできませんね。

笠原　そうですね。全体をながめようとすると、はたと思い当たりますのは、一次元でものを切ることは絶対にできないということでしょうね。精神科の臨床では、それをつくづくと思い知らされます。精神医学では少なくとも身体因、内因、心因（ないしは環境因）という三つのオーダーを考えますが、この三つぐらいの次元で人間をいつも見ていないといけないでしょう。そういうことを教えるところが、精神医学の科学としてのおもしろさではないかと、実は思っているのです。

風祭　同感ですね。ほかの分科の医学はいままで、こういう思考の仕方に慣れていなかったと思うのです。

これまでは、例えば内科の病気では感染症が典型的な一つのモデルだったのですね。つまり病気とは、健康な生体に外からなんらかの侵襲が加わって、それに人間が負けて病気が発生するというわけです。そして、外からはいってきた病原体のような外因を何とか撲滅するのが病気の治療ということだった。

しかし、最近の病気は、必ずしもそういうモデルが成立しなくなってきたように思います。とくに慢性の成人病の場合には、その人の体質的な素因とか、いままでの食事とか生活の状況など、いろいろな要因が加わって病気の状態をひき起こしている。こうなると、精神医学的な複眼的思考が、むしろほかの一般の科でも要求されるようになると思いますね。

精神医学からの「輸出」

笠原　前に先生が講演されるのを聞いて、なるほどと思ったのですが、その時いわれていたように、精神科的思考が身体医学一般の考えかたに向かって小さな輸出を始めることができるようになるかもしれませんね。

例えば、糖尿病にしても、高血圧にしても、私たちの言葉では、やはり内因性疾患でしょう。しかも根治は、およそ考えられない。しかし、社会復帰のための治療法はだんだん進歩していき、一方では病気も軽症化していく。軽症高血圧の人が何百万人もいたりするという。こう考えていくと、精神科の病気と意外に似てくるのではないでしょうか。

風祭　糖尿病の場合、同じような病像を呈していても、病気の原因として体質的な素因の強いグループと、お相撲さんのように、たくさん糖質をとって後天的に発症するものとがありますね。原因の面でも、体質的な素因から環境的な要因にいたるまでかなり広く分布していて、治療の面でもそれに応じていく。そういう点で、たしかに内因性の精神病と似ているところがあると思います。

笠原　糖尿病では経過型からみても、若年で発症して急性に悪くなる糖尿病が一つありますね。

風祭　I型の糖尿病……。

笠原　それと、徐々に発症するけれど、なかなか血糖が下がらないグループがあるようですが、分裂病ともよく符合しますね。

風祭　そうですね。

笠原　もう一つ、おもしろいと思っているのは、最近、自己免疫ということがよくいわれますね。

風祭　自己免疫疾患……。

笠原　あれは私どもにとっても、魅力があるというか、非常に関心がありますね。自己と他者ということを精神医学は昔からしきりに論じるわけですが、免疫学の本にも自己と非自己の話が出てくる。自己と非自己の問題を免疫学が考え出すのと、フロイトなどが自己と他者を言い出すのと、どちらが先でしょうか。多分フロイトのほうが先だとは思いますが……。あるいは、「共時的」、シンクローニック（synchronic）に、身体医学領域にも精神医学領域にも同じような言葉、似た概念ができたのでしょうか。

ともかく、自己免疫というのはおもしろいことに、自分の中に自己と他者があって、外ではなくて中で免疫現象が起こっているわけですから、そういう面でも精神医学との対応を考えれば考えられないこともない。

風祭　自己免疫疾患というのは、私どもが学生のときにはなかった新しい概念ですね。

自己免疫疾患の特徴は、事例性といいますか、一人ひとりの患者の履歴によって自己免疫の抗体がちがうわけですね。精神疾患と似ているというのも、それぞれの履歴をもった精神状態、こころの状態が、発病の際にまさに自己と他者の関係で、それぞれ特徴のある病像をつくり出す点を見ておられるのですね。

笠原　そのうえ、免疫学もそうですし、ほかの生化学的研究でもそうなのでしょうが、全体を見る思考法が、身体医学のなかにだんだん浸透してきているのではないでしょうか。例えば、糖尿病の代謝障害のマップを見ても、さまざまな代謝が複雑に絡んでいて、一つの代謝系が悪いという問題ではなくなっているようですね。

いうまでもなく、今日の生化学はきわめてダイナミックな考えかたをしていますし、免疫学も大きなミクロコスモス、免疫学的宇宙を考えておられるようですから、「全体学」みたいなものが、医学という応用生物学のなかでいや応なく前面に出てきている。精神医学が目ざしている方向と、大きくかけ離れているのではないような気もします。

風祭　先生も私も医学部を卒業して、医学的なトレーニングを受けている。精神科医はみなそうなのですが、こころという現象に対しても、精神医学は応用生物学として、広い意味での自然科学的な接近は十分可能ですね。反対に、精神医学的なアプローチの仕方を、身体医学に輸出するといいますか、単一モデルでない全体的な志向を身体医学もとり入れていく必要があるといえるかもしれません。

笠原　ともかく、けっして見えないもの、形のないものをとらえようとする科学が、医学のなかにあってしかるべきだろうと思うのです。

こころにどう接近するか

三つの次元から

風祭　精神医学の位置づけとか、精神医学が科学の対象になりうるかというお話をうかがってきたわけですが、実際の問題として、人間の精神現象にはいろいろなかたちで接近ができると思うのです。

先生が前にお書きになった立方錘がありますね。精神現象にはどういう層的な構造があるかをとらえられた……。

笠原　あのピラミッドみたいな図は単純なもので、まことに恥ずかしいんですが……（笑）。

あれは、人間の精神をとらえるには全体的でなければならない、包括的でなければならない、複眼的でなければならないというだけではお題目で終わりそうなので、少し単純すぎるけれども三つか四つぐらいの次元を分ける定式化をしてはどうかという趣旨だったのです（図1参照）。

まず、いちばん基底は、医師ですからにやはり何といいましても身体次元を、わかりやすくいえば脳を考えます。精神医学も医学ですから、脳を基盤におくのは当然です。よくいわれることなのですが、精神医学であって神経医学ではないのだから、精神現象を見る場合、まず心理的に原因を探っていくべきだと主張する人もありますが、そうではなくて、どこまでが脳の問題であり、どこからがそうでないのかを考えることが、いちばん基本にある。

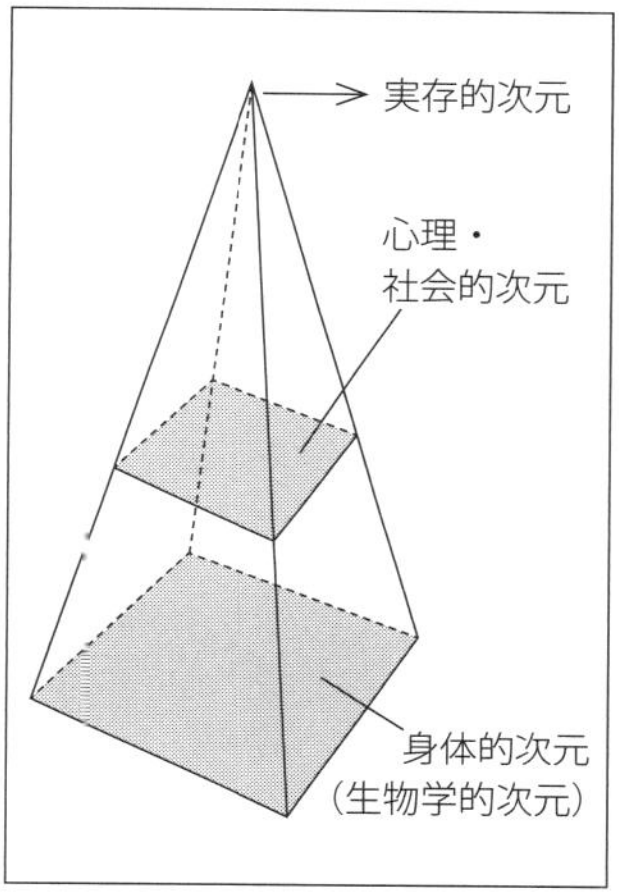

図1　人間のこころの三つの次元
（笠原嘉『不安の病理』岩波新書より）

その身体的次元のすぐ上に、心理・社会的（サイコソーシャル）な次元を設定する。人間と人間が言葉を使ってコミュニケートしたり、恋愛をしたり、いがみ合ったり、社会をつくっていったりする次元ですね。もう一つ、それよりさらに上に、芸術をつくったり、宗教的な世界を開いたりする次元がある。図から明らかなように、脳とどのように関連するかというと、かなり距離をもった次元です。

私どもの精神医学の治療は、最低この三つぐらいの次元を考えながらすすめていかなければならないと思っているわけです。

風祭 まず脳の活動としてとらえられるような生物学的な次元と、対人関係といいますか、お互いにかかわり合って生きるという場合の、心理的・社会的次元と、それからもう少し個人個人に特有な、一回きりの、その人固有の実存的な次元とがあるわけですね。

その三つの次元は、病気の原因においても考えられるし、症状のうえでも、治療をすすめていく場合にも関係し合っていると思うのです。脳の障害による病気であっても、精神医学の場合にはけっして脳の治療だけで終わるのではなくて、心理・社会的次元、実存的次元を考えて治療をすすめていかなければいけない。

進行麻痺——古典的モデル

風祭 少し歴史的な回顧になりますが、一九世紀から二〇世紀にかけて欧州の記述的な精神医学、クレペリンなどによって大成された精神医学は、きわめて自然科学的な色彩をもっていたわけですね。それは一つには、何とかほかの臨床医学の仲間入りをしようと頑張ったこともありますが、もう一つ「進行麻痺」という病気のあったことも原因だったと思うのです。

進行麻痺は、中枢神経系が梅毒におかされる。感染してから一〇年、二〇年とたつと、慢性の梅毒性の脳炎が起こって、髄液にも特徴的な変化が出るし、死後、解剖して調べると、脳に特有な梅毒性脳炎の像がみられる。ウィルヒョウ以来、身体疾患のモデルでは、一定の病因があって、一定の症状があって、一定の転帰をとる、あるいは特定の治療をすれば治る、あるいは、死後の解剖で共通の病理像がみられるという特徴があったわけですが、精神科の領域でも同様な疾患が見つかった。それが進行麻痺であった。

ただ、進行麻痺は、間違いなく梅毒のトレポネーマが脳のなかにはいって脳炎を起こすわけですけれども、それによって起こる精神症状は非常に多彩ですね。知能の低下が主にみられる痴呆型、分裂病に似た症状になる幻覚型、躁病に似た精神症状の躁病型などと、いくつかの病型に分けられる。

このように、あらゆる精神症状が出てきますが、個々の患者について見ると、同じ病因でどうしてちがった精神症状が起こるのか、必ずしもはっきりわからない。病原体という単純明解な原因は共通でも、出てくる精神症状は、各人各様のところがある。これは、おそらく体質やおかされる脳の部位の違いという生物学的な次元以外に、先ほどの心理・社会的次元や実存的次元など、さまざまなことが関係しているのだろうと思います。

ただし、これは公衆衛生の面ではたいへん喜ばしいことなのですが、最近は進行麻痺はほとんどなくなってしまいましたので、精神疾患の脳病的な側面、中枢神経系の疾患としての側面を理解するよいモデルがみられなくなってしまったような感じがいたします。

笠原　たしかにそのとおりですね。その時代、その時代が一つのモデル疾患をもっているといってもいいかもしれない。

ところで、現代の精神医学にとって、モデル疾患は何でしょう。どんなものを考えられますか。

現代のモデル疾患――単極性うつ病

風祭　私は、現代のモデル疾患は単極性のうつ病ではないかと思います。昔の教科書には、うつ病は、躁うつ病という精神病の一つの病相だと書いてありましたが、最近、私どもが臨床でみるうつ病の患者さんの大部分は、躁状態がない。しかも、病前性格も、以前いわれていた躁うつ病の病前性格の、いわゆる循環気質とはかなりちがっていて、むしろ、メランコリー好発型とか、執着気質といわれる特徴的なものになっていますね。

従来の躁うつ病のように、躁状態とうつ状態の両方あるものを、最近は両極性のうつ病といい、それに対して単極性のうつ病とか、単相性のうつ病と名づけられています。私は、これが現代の精神疾患のモデルの一つのような感じがいたします。

笠原　同感ですね。この単極性うつ病も、身体因の次元と、社会・心理的要因の両面を考慮せざるをえないのではないでしょうか。

風祭　そのとおりだと思います。いま申し上げた病前性格は、ある程度遺伝的に規定された素因に関係していると思いますし、最近は、脳の生化学的な研究がすすんできて、うつ病の場合、脳のなかのドーパミンという生体アミンの異常がみられることがわかってきた。さらに、内因性のうつ病に、内分泌学的に見て特殊なマーカーがあるともいわれてきていますので、生物学的な素因、原因を無視するわけにはいきません。しかし、それと同時に、大部分の症例で発病の心理的な誘因がみられますね。

笠原　事実、薬を使って治すわけですし、抗うつ薬が効くわけですから、身体因の関与が考えられる。ただ、その誘因を見てみますと、必ずしも悲しむべき出来事によってのみひき起こされるのではなく、心理的了解をこえるような出来事――ドイツ人は「状況因」といい、イギリス人は「逆説的心因」という言葉を使っていますが――喜ぶべき現象と思われる栄転などに続いてうつ病が起こったりしますね。逆に、お葬式がきっかけで躁病が起こったりすることもあって、単純な心理学的誘因ではなく、もう少し複雑なストレスが絡んでいる。

もちろん性格も関与しますが、もう一点、文化の面も関係がある。例えばフランスでは、メランコリー親和型の性格によるうつ病は日本に比べるとはるかに少ないといわれる。同じ日本でも昔はもう少し少なかったという印象もあります。そうすると、社会因という次元も考えなくてはならない。

そのうえ、いくつかの次元が必要だというだけでなくて、はじめがどこにあるのかよくわからない病気というのも、いかにも現代病ではないでしょうか。つまり、はじめに身体的な原因があって、心理的エネルギーの水準が下がる。その故に疲れやすくなる。そこへ転勤というような事件が起きて、脳内アミンの異常が発生し、そこからうつ病に発展するという順序なのか。それともはじめに心理的な要因があって、それが心身症的に脳内アミンの異常をひき起こし、それがしばらく続くとメランコリー親和型といわれる恒常的な性格ができあがって、それをもとにして転勤ストレスでうつ病が起こるのか、そのあたりがよくわからない。少なくとも三つの次元が平行してあるのではなくて、三次元が密接に関連し合って動いているのではないでしょうか。

風祭　いくつかの要因が絡み合って、だんだん症状が形成されていくのでしょうね。しかも、身体的な症状といっても実は、けっして単純なものではない。例えば、各種のホルモンの相関を見てみましても、脳下垂体とほかの内分泌器官がお互いにフィードバックしながら、それぞれの活動を規定している。ですから、精神現象と身体との関係となれば、いっそう一元的、一方向的に規定されているものとは考えられないと思います。

笠原　最近では軽症うつ病などという言葉も使われますし、アメリカではサブ・アフェクティブ・ディスオーダー（subaffective disorders）とも呼びますね。一見したところうつ病のようには見えないけれども、実は、軽いうつ病である。一見、実存的な悩みに苦悶しているみたいだけれど、実は、うつ病の軽いものである。そういうことに精神科医は気がつきだしている。実存という問題まで脳の次元と絡み合わせながら考えていかなければならない場合がある。この辺の問題も、うつ病という現代のモデル病がわれわれに突きつけてくるところの一つではないかと思います。

精神現象の複雑さ

笠原　話は変わりますが、インテリの方からいわれることが多いのですけれども、憂うつを薬で治してもらうのはどうも気に食わないというか、人間としての尊厳にかかわるというのです。憂うつにまで薬をもち出すのは精神科医のおごりだと、アレルギーを示す方がある。

私はそのとき、こう説明することにしています。あなたのお気持ちはわかるけれども、あなたは精神を一階だと思っておられるのではないか。私どもは精神現象は二階建てだと思っている。あなたのいわれる、医者に触れられたくないような、尊厳を保っていたい精神は、私から見ると、だいたい二階にあるもので、私たちが薬でもって触ろうとする精神は一階なんだ。例えば、気分とかムード、アフェクトなどは一階にあり、そこを治そうと思っているだけで、二階に触れるつもりはさらさらない、と。

一階、二階という表現に迫真力がなければ、精神に上半身と下半身があると考えてくださってもいい。私たちは下半身にアタックしようと思っているのであって、思想なり、芸術的好み、人生に対する基本的な考えかたなどのある上半身を薬でもって動かそうなどとは考えていない。

風祭　おもしろいたとえですね。相手がもし本当にインテリだったら、マルクスの経済理論などをもち出すのもおもしろいのではないでしょうか。先生のいわれる実存的な次元は上部構造で、身体的な次元は下部構造だと……(笑)。

先ほどのうつ病の状況因で、一般に考えられるように、肉親が死んだとか、試験に落ちたとか、悲しいことがあったからうつ病になるということではなくて、社会的な地位が上がるとか、一軒家を建ててアパートから引っ越すとか、普通の人から見ると喜ばしい、「逆の状況因」といいますか、逆の現象が現われてくるところが、まさに現代の特徴だと思うのです。

人間のこころの構造は、単純な因果関係で動くのではなくて、いくつかの中間項といいますか、鎖がつながっているようなもので、それがあるところで崩れた場合に、症状が出てくる。これは単純な因果関係では説明できない。このことは、こころの問題を考える場合に、一般の方にもぜひ知っておいていただきたいことだと思うのです。

笠原　方法論の次元でいえば、偏見をなくして見るということなのでしょうね。正常な心理、常識的な心理だけをもとにして考えますと、うつ病になるのは何か悲しい出来事があったからにちがいない、ないというのはおかしい、隠しているのではないか、という見方になってしまう。しかし、それは偏見であって、そういう常識的な考え方をカッコに入れながら見ていくことをしなければならない。これは精神科医自身にとってもたいへんなことで、ともすれば正常心理、堂識心理に引っ張られてしまう。

風祭　神経性不食症（Anorexia nervosa）という思春期の女の子に起こる不思議な病気がありますね。いまのところ、発病には、心因がかなり大きなウェイトを占めるだろうと考えられていますが、例えば内科の先生が神経性不食症の病因を考えるときに、この病気に罹った女性には成熟を拒否したいという無意識的な欲求があるという説を鵜呑みにして、何か精神的な原因はないのか、両親の性行為を見たということはないかと、ストレートに患者に聞いてしまうことなどがありますね。精神的な面での因果関係はそれほど単純ではないということを、私たちももう少しアピールしていくことが必要でしょうね。

笠原　そうですね。ところが困ったことに、精神科医も母原病説のような単純な考え方を好む人が多くなってきて、寒心に耐えません。

神経症、登校拒否、家庭内暴力

笠原　現代のモデル病としてうつ病が話題になりましたが、もう一つ、前世紀以来、ヒステリーに始まるノイローゼ（神経症）の問題がありますね。興味深いことに、つい最近までノイローゼはアカデミックな精神医学の外で、つまり医学部の外で扱われた。正確にいえば、フロイトの精神分析とその周辺で扱われてきた。

このヒステリーも、先ほどの進行麻痺という身体因による病気との対比において、やはり一種の時代病的モデルではなかったかと思うのです。現代ではヒステリーがだいぶ減っていますが、一九世紀の進行麻痺とならぶもう一つのモデル病は、正反対の極にある心因疾患、ヒステリーではなかったか。そして、この問題の延長上に、現代精神医学がノイローゼを自分のレパートリーのなかに入れるかどうかという問題が出てきます。

風祭　私は入れるべきだと思っています。ただ、ノイローゼは精神医学だけで扱うものではないと思うのです。ノイローゼのなかには、現在の精神医学が臨床において用いている方法だけでは、なかなかアプローチしにくい部分がありますね。もちろん、だからといってノイローゼを精神医学の対象から除いてしまうのは非常に極端な考えかたで、私はそうすべきではないと思います。

といいますのは、ノイローゼの患者さんの少なからざる部分が身体的症状を呈しますので、これはどうしても医者が扱わなくてはいけないことですし、うつ病と同じように、精神的な原因だけで起こるのではなくて、患者さんの体質なり性格、あるいは身体因との相互関連で症状が出てくることがあるからです。

ただ、お話のように、このごろは身体症状を主にするような古典的なヒステリーの病像は少なくなって、精神症状のなかでもはっきり言語化できない、あいまいな症状をもった神経症、ノイローゼの患者が増えてまいりましたね。

笠原　やはり、豊かな社会になってくると、どうしてもノイローゼの問題がウェイトを占めてくる。オーソドックスな身体医学では、はっきりした身体所見が認められない病気はぜいたく病であって、医学が扱う必要がないということになるかもしれませんが、「全体の科学」を目ざす一翼を担うのが精神医学であると考えるならば、人間が悩んでいるものを医学が排除することはできない。一九ページの図でいうと、心理・社会レベルないしは実存レベルにしか症状が現れないで、身体レベルはたしかに希薄であるけれども、しかし、悩める人がいる以上は、私どもとしてはそれを排除する理由はないと思いますね。

ですから、精神医学のなかで昔からウェイトの高い内因性疾患ではなく、ノイローゼの治療のために一生を捧げる精神科医がいても少しもおかしくない。精神科医も最近、やっと、多くの人がそう考え出しているのではないか。

風祭　広い意味のノイローゼにはいるかもしれませんが、精神科のレパートリーで最近問題になっているのは、社会的な病理と関連した精神医学的な病態をどう考えるかということ、具体的には登校拒否とか家庭内暴力、犯罪、非行というようなものですね。

とくに、家庭内暴力では、現れる症状がかなり古典的な精神疾患と相通ずるところがある。非常に興奮するとか、逆に自閉的になるとか、外から見た行動の異常はたしかに現れるわけです。ただ、その原因を考えてみますと、その時時の社会情勢にもよる。いまの教育の状況とか、家庭の成員の間の関係、社会全体の思潮、考えかたなどがたいへん大きく関連していると思うのです。

そういう社会的な影響を背景にもつ病態について、精神科医はいや応なしに対応を迫られているのが現状だと思うのです。実際に臨床に携わってみて考えるのですが、こういう問題に対しては、精神科医だけで扱おうというのではなくて、関係者の知恵を集めて、コンプリヘンシブに治療していく必要があるでしょうね。

笠原　登校拒否とか家庭内暴力のケースを見ていますと、たしかにその現象の向こうに社会という問題が透いて見える。こういう現象が起こってくる社会は、はたしてこれでいいのであろうか、彼らを治して復帰させるに値する社会なのか、という疑問が起こってくるときがある。しかし、こういう疑問に対しては、医師だけが関与するのでは視野が狭いですし、教育者、社会学者、政治家なども含めて、もう少し総合的に考える必要がある。私には残念ながらその能力がないのですが、将来、精神科医がそのためのチームを組む世話役をするような実力をつけることができたらと思いますね。

こころの治療とは

治療の目標

風祭　精神医学の場合は、治療の目標が身体的疾患の治療と多少ちがう点があると思うのです。いま話題になった登校拒否の治療でも、たしかに学校に行かないというのが症状ですから、行かせるようにすれば症状が消えるということになりますが、しかし、その子供にとって登校拒否がもつ意味を考えますと、強引に何とか学校に行かせることが治療ではなくて、学校に行かなくても、その子がそれなりに成熟して、新しい適応の仕方を身につけることができれば、それも一つの治療ではないかと思います。

ですから、精神医学の治療の目標は必ずしも現状に戻すことではなくて、症状として現れたものを通じて、そこにその人の現在の病理が現れているわけですから、それをきっかけにしてもう少し上の段階にもち上げていくことが一つの治療になることもあるわけですね。

笠原 その辺がまた、こころの科学においてはじめて開かれてくる治療論ではないか。先生の論文（風祭元「薬物療法からみた精神障害の治癒」臨床精神病理、第四巻一号、昭和五八年）で、病気のさまざまな治癒概念が論じられていますが、これはかなり大切なことで、ひょっとすると、ほかの科学分野にフィードバックできる方法論ではないかと思うのです。

たしかに、精神科において治すということは現状復帰ではなくて、そこに成熟という問題がはいってくる。成熟というのは時間をかけて、あるべき姿というか、よりふさわしいところにもっていくということでしょうが、この考え方はやはり「こころの科学」独自のものでしょうかね。

風祭 そうですね。よく話に出ることなのですが、からだの病気の場合には、これを治してほしいという患者さんのニードと、家族を含めた社会のニードと、医者が客観的に見た治療の目標が、だいたいの場合一致している。病気の治療には、現状復帰だけではなくて、欠陥治癒とかいろいろな治癒の仕方があるわけですが、身体疾患の場合、あまりそれを深く考えないで治療をすすめていくことができるわけですね。

これに対して、精神科で扱う病気の場合は、患者さんのニードと社会のニードとが必ずしも一致しない場合がある。よく例に出ますのは、抑うつ状態のときの自殺念慮。本人は本当に自殺したいのでしょうが、医者から見ますと、病気の症状として気分が落ち込んで自殺したくなっていると考えられる。その場合、見かけ上は、本人のニードと、医師のニード、あるいは周囲で期待する治療の目標とは相反することになります。この辺が精神科の治療のおもしろい点でもあるし、むずかしい点でもあるだろうと思います。

笠原　末期ガンでも最近、死ぬ権利というむずかしい問題がありますね。

援助を求める人、求めない人

笠原　ところで、登校拒否とか非行の子供たちは、自分から精神科医に助けを求めてこないわけですが、来ない人を助ける必要があるのかどうかという、きわめて素朴な疑問が起こりますね。これは身体医学の領域では、いやがる幼児を扱う小児科以外ではないことでしょう。しかし、われわれにとっては、治療を望んでいない患者さんが実はたくさんいて、それをどうするかという問題と絡んできて、そこにたいへんなやっかいさが出てくる。

もう一つ、治療を自分から精神科医に求めてこない病気に心身症があると思うのです。例えばストレス胃潰瘍、円形脱毛症、慢性の疼痛症などですね。心身症は発症に心因が関与していることは明らかですが、でき上がっている病気は、はっきりしたからだの病気。

この心身症の患者さんは、内科医が治療に困って、精神科へ行くように指示しますとたいへん怒るのが普通です。私はからだの病気であって、精神が悪いのではないという。これは登校拒否の子が精神科を受診しないのと、ニュアンスは違うけれども、自分から精神科へは来ないという意味では軌を一にしている……。

風祭 ただ、それは内科医には助けを求めているわけですね。

笠原 それは熱烈に、助けを求める。

風祭 ところが、登校拒否、あるいは全般的に思春期の精神障害の場合には、他人の助けを求めない。精神科医だけでなくて、すべての他人に援助を求めないところが違いますね。

笠原 なるほど、そういえばそうですね。ところで、この助けを求めてこない人たちを何とかしなければならないのかどうか。何とかしてあげることができれば、それにこしたことはない。心身症の人の場合でも何らかの関与ができればいいだろうと思う。だが、現在のところはなかなかうまくいかない。

風祭 そうですね。医者は実際的な立場にありますから、ある程度社会のニードにこたえる必要も出てきますし、患者側と社会の間に立って精神科医は悩む……。

笠原 本当ですね。家族のニードと患者のニードの間にはさまる。一例をあげると、家族は、学校に戻るか、あるいは戻らなくても、平均的な生活に戻ってほしいと思うでしょう。患者は、自分らしく生きるためには、逆にこの生活がいいという。その間にはいるので、精神科医はバランス感覚といいますか、きわめて常識を必要とする職業ではないかと思うのです。精神科医には常識を超えたところも必要ですが、常識も必要だと思う。

風祭 私も、たしかに常識的な視点が必要なのではないかと思います。

人間的成熟を求めて

風祭　いまは登校拒否のケースだったのですが、実際に精神科で多いのは精神分裂病とかうつ病ですね。この精神病の場合にも最近は、自分から助けを求めてくる軽症といいますか、マイルドな症状の患者さんが増えてきているといわれていますが、しかし、病気のために、本当の意味の病識がなくて、まったく治療を求めてこない人も多い。

この場合は、精神病的な行動の異常があって、第三者から見ても、すぐ治療をしなくてはということがわかる。こういう特徴的な症状をもった人に対しては、精神科医は専門的な知識にもとづいて、積極的に治療的介入をすることが必要だと思うのです。

笠原　その通りですね。分裂病の人が病識がなくて少し危ないというときは、いやがられても介入しなければならない。なぜならば、この病気ではこのような経過をとるということを、私たちは一〇〇年以上の精神医学の歴史から専門的知識としてほぼ確実に知っている。そしてその予見は、だいたいにおいて間違いない。

ところが、登校拒否、とりわけ家庭内暴力、校内暴力問題になると、私どもの経験は長くてせいぜい一〇年ほどですから、専門的知識をもつにはあまりにもまだ年数が少ない。それなのに精神科医なのだから何とかしてほしいといわれる。まことにつらい。登校拒否がどういう経過をとっていくのか。この場面では薬を使ってでも対応しなければならないものかどうなのか。専門的知識がまだ不充分なために悩むという面もある。

風祭　経験が不充分で知識の蓄積がないことは、たしかに大きな原因ですね。

笠原　その点、精神医学は経験科学ですから、泥臭いと申しますか、はったりがいいにくい（笑）。臨床医学というのはそういうものなのでしょうね。

風祭　そうでしょうね。精神医学では、治癒といってもいろいろなレベルがあって、身体医学のようにはいかない。やはり、病気をしたことで、その人が一つの危機を乗り越え、むしろ成熟するというか、病気をしたためにいい方向に変わっていくということがあれば、きわめて理想的だろうと思います。それだけに治療の方法も、ただ薬物を用いて症状をとるということではなくて、それに加えて精神的な働きかけをすることが、たいへんに意味のあることだと思うのです。

精神療法とリハビリテーション

笠原　本当にそうですね。ただ、ノイローゼに対して精神療法をおこなうということはどういうことかを、なかなかうまく説明しにくいのですね。精神療法といっても方法がいろいろありますしね。私は共通項をとり出すとすれば、ノイローゼの患者さんと二人で合作するかたちで、その人が新しい自分のイメージをつくり上げるのを助けるといってよいと思うのです。そういう一種の創造過程に関与していく治療です。そういう新しい成熟へ向かう作業は、まさに共同作業でしかない。私が知っていることを教えてあげるとか、悩みを聞いてあげて、楽にしてあげるということだけではない。もう少し創造的な動きのあるもので、したがって、長い年月がかかることであろうと思っているのです。

この精神療法も、私たちの科学にとって大事にしなければならない大きなポイントだと思うのですが、残念ながら、健康保険の点数はまことに低い。治療として、まだあまり高く評価されない。しかし、将来、この方法論は、医学界全体に「輸出」できるものとして発展しなければならないと考えています。実際に本格的な精神療法を適用しなければならないケースはそれほどたくさんあるとは思えません。すべてのノイローゼの患者さんに、成熟に向かっての精神療法が必要であるなどとは考えていないのですが、人間が見違えるような変貌をとげるという重々しい事象が発生することは確かですから、単に治療法としてだけでなく、こころの科学の方法としても解明していかなければならないと思います。

風祭　ノイローゼに対する精神療法ももちろんですが、病態レベルのさらに落ちた精神病に対しても、社会復帰、社会適応を促すような精神的な働きかけは必須だろうと思うのです。

身体的な病気の場合でも、例えば胃潰瘍が治ったあと、食事はどう気をつけたらよいか、仕事をどういうふうにしたらいいかという指導は当然必要なのですが、実際には患者さんがしっかりしていれば、それほど医者が介入しなくても、うまくいく場合が多い。しかし、精神科の場合には、ある程度症状がとれたり、目だった症状がなくなっても、さらに日常生活に関しても積極的に精神科医が介入していく必要があるという点が、一つの特徴ではないでしょうか。

笠原　いわゆるリハビリテーションですね。リハビリテーションといいますと、いまのところ整形外科や老年科、あるいは神経内科領域のものと考えられがちですが、精神科にとってもリハビリテーションは大きな目標です。例えば分裂病患者の多い精神科病院では、看護婦さんが患者さん相手にゲームをしたり、ダンスをしたりしていますね。

一般科病棟の看護婦さんから見ると、精神科病棟の看護婦さんは遊んでいるように思われたりするかもしれないのですが、それは社会復帰のためにはとても大事な治療をしているのです。分裂病の患者さんがだんだん失っていく危険のある社会力といいますか、社会のなかで他人と一緒に生活する能力を少しでも崩壊させないように、あるいは復元させようと思って、一生懸命まじめにやっているわけです。真剣に盆踊りをやっている。

これは、身体医学の領分でいえば慢性疾患の患者さんの萎えた気持ちとか、老人の、ともすれば内へ向かう気持ちを外へ向けるための治療と相通じるものがあるのでしょうね。

こころの科学の将来

風祭　本日は、精神医学がはたして自然科学の対象になるかという問題から始めて、身体医学と比べてどういう特徴があるかを考えてきたわけですが、こころの医学もからだの医学と隔絶したものではなくて、からだとこころの両方を見なければならないということでしたね。ただ、それ以外に、さらにいろいろな次元を考慮しながら診断、治療に当たっていかなければならない。この辺に精神医学の特徴があると同時に、むしろ、この精神医学的な方法論がからだの医学のほうにも輸出されるといいますか、もう少しとり入れていただくことも、望ましいのではないかという話でしたね。

笠原　そういう意味で、若い精神科医の方々に頑張っていただきたい……。

風祭　一般の方が精神科を見る場合、極端に分かれた二つの評価があるように思うのです。一つは、精神医学は治る見込みのない精神障害者を拘禁して、お守りをしているという、かなり悪いイメージですね。たまたま社会的に大きな問題になるような事件もあったりして、精神科医は医学のなかでかなり低いところに位置する存在と見る人がいるようです。逆に、とくにこの本を読まれるような方のなかには、精神科医は人間のこころの奥底にも通じている、崇高な存在だと、極端に相反したような見方があるのではないかと思う。

私は、どちらも正しくないと思います。精神医学は先ほど申したような特徴をもっているけれども、やはり医学のなかの一分科である。社会学や心理学、哲学とも接点をもったものだけれども、医学の一分科として、それほど変わったものではないと思うのです。そこで、最後になりましたが、これから精神医学の発展していくべき方向について、先生のお考えといいますか、夢を聞かせていただきたいと思います。

笠原　日本という国を考えてみますと、何といっても豊かな社会になってきたことは確かですし、学力のある人も多い、知的な社会であろうと思いますが、一方において、寿命が長くなって人口構成が変わってきたとか、狭い国土と人口稠密と競争激化といった、豊かな社会につきまとうさまざまな社会問題が出てきている。ここしばらくは豊かな社会であるが故に解決しなければならない問題に直面せざるをえない。おそらく文明の発祥以来はじめてといってよいような問題ではないかと思うのです。

では、この豊かな社会における精神医学のありかたは、どうすればよいか。範例が、どこの国にもないのではなかろうかと思うのです。ですから、先輩の業績とか、ヨーロッパやアメリカの精神医学に注目を払い続けることは当然ですが、一方で、われわれ独自の今日的経験にもとづいてつくり上げていかなければならない。

先ほど話題になった家庭内暴力の問題が示していますように、外国の文献のどこを見ても処方箋が書かれていない。そういう問題に逢着させられるとき、冒頭に話しあったように、「こころの科学」みずからの方法論をしっかりと磨き上げながら、偏見をもたないですすんでいかなければならないだろうと思っているわけです。

これはとてもエキサイティングな仕事ですから、私は、生まれ代わったら、もう一度精神科医になるかと問われれば、やはりもう一度やると答えるでしょう。それだけ、やりがいのある仕事だと思います。新しい困難なテーマが続々と出ることが予想されますが、だからこそ科学に奉仕し、人びとに奉仕することも充分可能なのではないでしょうか。

風祭　先ほど申しましたように、これからは精神医学的治療の場面だけでなく、精神医学の方法論なり考え方が、身体医学のみならず、医学以外の分野でも受け入れられることが望まれると思います。精神医学に対する社会のニードもますます大きくなっていくでしょう。

逆に私たちは、狭い意味の精神医学の発展だけではなくて、広く学際的な視野をとり入れて、方法論を高めていかなければならないと思います。

2

東洋医学と精神医学の接点

大塚恭男
中井久夫

◎初出
『こころの科学』一七号（特別企画「こころの病気と東洋医学」）、一九八八年

大塚恭男（おおつか・やすお）
一九三〇―二〇〇九年。北里研究所附属東洋医学総合研究所所長（当時）。東洋医学。

中井久夫（なかい・ひさお）
神戸大学教授（当時）、同名誉教授（現在）。精神医学。

大局的な物の見方

中井　東洋医学と精神医学の接点ということを話す時期はだんだん熟してきたのではないかという気がします。若い精神科医にはかなり漢方への関心が高まってきて、講師を自分たちで招いて話を聴いているくらいです。これに応えるべき私ぐらいの年代——昭和ヒトケタですね——の医者がいちばん科学主義に凝り固まっているのかもしれません。むしろ、若い人のほうが柔軟です。

そもそも、精神医学は、不精密医学ですから、大局的に臨床的にみていくという点で、東洋医学と比較的相通じるということができるかもしれない。

大塚　不精密という点において（笑）。

中井　いやいや（笑）。

大塚　私の恩師の柿沼昊《こう》作先生が常におっしゃっていたのはグローブ・クリニッシュ（全人的臨

ことですね。

床）ということで、それはまさに不精密のよさということだった。人間を大局的にとらえろという

中井　冗談半分でいわれることですが、若いころは病気の診断はつくけれども、人間がまだみえていない。だんだん熟してくると、精神科の場合は患者がみえてくるけれども、今度は病気がみえなくなってくる。最後はオチみたいなものでして、年をとってくると、病気も人間もなんだかわからなくなるけれども、しかし、なんとなく治る（笑）。病気というものも人間というものもそうそうわかるものではない、ということがわかるのですかね。

とにかく、精神科的な見方というものは、精神だけでも一つの全体だし、そのうえその人の生活まで含めて、あるいはからだまで全体的にみるということから、何重にも全体的にみなければならないのかもしれないですね。

向精神薬というものは、精神医学ではいちばん近代医学的な部分ではありますが、似た種類の薬が非常にたくさんある。これを選ぶのは、いまのところは九分九厘、臨床経験です。先輩からの伝承とか、窮すれば通ず式に自分で壁にぶちあたってみつけたとか。

自分の処方行動を反省してみますと、どこか似たような感じの患者をみたことがあるなあ、どうしてそういう感じを与えるのだろう、この点もあの点も同じだ、この点が似てる、と考えをめぐらしながら処方するわけです。実際にはいちいち意識しないのが熟練行為の常ですから、強いていえば全体的な印象的なもので処方しているといってもまちがいでないくらいです。でないと、選べないわけです。精神科の薬の処方行動は、少なくとも日本の場合は非常に漢方的なものでしょうね。

大塚　似たようなもの、たとえばある薬を処方したらよさそうだと思われるグループというものの判断は、あらゆるドクターに共通のものとは、かならずしもいえないわけですね。

中井　大学の系列によって処方の伝統が違うのは、驚くほどですよ。また一つの薬でも、その特性のどの面を使うかでいろんな使い方ができますが、そのとらえ方の違いも伝統にまでなっています。そりゃ漢方は二千年だし、向精神薬は四半世紀ぐらいの歴史ですから、まだ定式化なんてとてもできない。

大塚　先生方のお使いになる薬剤はだいたい構造式がきちんと決まったものですね。そういうものがいくつかあるわけで、非常に類似した構造をもっているものがあるんだけれども、もちろん、それなりに違ったものであって、連続性はないわけですね。Aという薬とBという薬とCという薬は、それぞれ独立しているわけで、似ているけれども違ったキャラクターをもっているわけです。

ところが漢方のほうは天然物だから、なにが入っているかわからない。それから、西洋医学における科学物質とは違った意味で、たとえばある薬の量を五グラム出したのを、四・八にし、四・五にし、あるいは三にし、ということで、連続的にこまかい配慮はできるんじゃないかという点はあるんですね。

中井　その点は、漢方とは根本的に違うところでしょう。不連続性とか構造式というのはおっしゃるとおりです。物質としては、非常な相違ですね。その点では精神医学もほかの近代医学と同類項です。

私のいわんとしていることは、用い方の精神です。私たちのやる微妙な匙加減とか薬の組み合わせ方とか、そこに接点がありはしないかと思うのです。哲学者の中村雄二郎先生のいう「臨床の知」ということですかね。かつて京大系の生態学者たちのいった「フィールドの科学」というのも、中村さんのいわんとするところに近いと思います。

大塚　一つの薬の中にいくつかの生薬《しょうやく》が入っていますね。たとえば、ごく簡単な小承気湯《しょうじょうきとう》という精神科の領域にも使う薬があります。その中に大黄《だいおう》、厚朴《こうぼく》、枳実《きじつ》という三つの生薬が入っている。スタンダードのものは、大黄が何グラム、厚朴が何グラムと決まっていますね。そのスタンダードのものをちょっとモディファイして、大黄は本来なら三グラムがスタンダードなのを、ほかのはそのままにしておいて、これを二・八にしてみるとか、あるいは四にしてみようかとか、一つの処方の中でバリエーションができるわけです。

そうすると、中の割合が違ってくるものだから、当然、薬効も違ってくるわけです。そのへんが微妙に違ってきて、こういう患者さんの場合はこれが理想的だということはなかなかいえないので、さっき先生がおっしゃった、不精密的な要素が非常に強いわけですね。ただ、この人は大黄を少しよけいにあげたほうがいいという感じがするということは、たしかにあると思うんです。

日本人的な発想の共通性

中井　日本の精神医学にたいして外国から批判されることに、多剤を少量ずつ使うという点があるんです。カナダの有名な林宗義さんという中国系の精神科医が日本に来られたとき、まるで漢方みたいにたくさんの処方を並べているなと、あきれておられました。

日本の近代医学も、なるほど西洋の衣装をまとっているかもしれないけれども、伝統的な日本の江戸時代からの医学を受け継いでいる面が多いんじゃないか。少量で六剤も七剤も薬を出すというのは、西洋人からすれば考えられない。薬効を確かめる場合、二剤ぐらいしか、二重盲験法ではやれない。三剤は絶望的だというわけです。確かめられないものを科学的医師は処方できない。そういわれて、なるほど、われわれは東洋医学の影をもっているんだなと思ったんです。

大塚　私も内科医をやっていたことがありますけれども、日本人的な発想というのは、東洋医学をやろうが西洋医学をやろうが、その背景にはあるわけです。漢方の発想が入っているというよりも、日本人的な発想がわれわれにもあるし、いまの近代医学をやっている方にもある。だから、ひとくちに西洋医学といっても、ドイツの西洋医学とアメリカの西洋医学と日本の西洋医学は非常に違うものだと思います。

それから漢方でも、中国でやっている漢方と、日本でやっている私たちのとは、かなり違うんです。これは本当に違いますね。びっくりするほど違う。中国の漢方の先生より、日本の西洋医学をやっている先生のほうがはるかに、日本の漢方をやっているわれわれと近いというぐらいに思うことがある。ただ、材料として同じ漢方薬を使っているということであって、患者さんにたいする対応の仕方などになってくると、これはかなり違いますね。だから、民族性とか、そういうことになってくるんじゃないか思うんです。

たとえば、先生と話していると非常に共感するところもあるけれども、中国の漢方の大先生と話していて、ことばの障害もあるでしょうけれども、なかなか共通点を見いだしがたいということを感ずることがあります。ただ、治療の素材が同じということであってね。おそらく医師も、西洋の精神科の医師と日本の精神科の医師とでは、かなり違うだろうと思います。精神病の患者のパターンも、日本の精神病の患者さんと西洋の精神病の患者さんとはかなり違うだろうと思うんです。

中井　中国のことはそれほど知らないけれども、向こうの精神科医は、ことに文化大革命のころはもっぱら漢方でやったそうで、ちょうどそのころ日本に来たドクターに聞きましたら、おもに下剤を使うんだといって、中国のドクターは実に下剤を使うのが巧みだということでしたね。

大塚　たしかにおっしゃるとおりで、下剤には違いないんだけれども、精神科の目的で下剤を使うということは、非常に昔からある。とくに、その花形は大黄でしょうけれども、精神科領域に効いてもおかしくない向精神作用をもつものが、大黄のタンニン画分の中にみつかったという研究が最近、九州大学であります。それは大黄のもつ一面であって、まだわかっていない面もたくさんあるのではないか。ともかく臨床のレベルでは、大昔から大黄を精神科領域に使っています。

明代の本を読むと、分裂病と思わしき妄想とか幻覚のあるような人に、大黄を一味で使っているんです。読んでみると、完全な精神分裂病と思われる症例に使っている。しかし、私たちはまだ充分な自信もないし、あるいはまだ適当なケースもあまりないので、大黄単味で分裂病に使うという元気がない。それを精神科の専門の先生あたりにやっていただいたら、おもしろいと思うんです。

精神病の身体症状

中井　精神分裂病か、それに近縁の病気の場合、急性期というのは便秘であるといってもまちがいないぐらいなんです。身体症状も、便秘以外にあまり出ないんです。回復期の初期に急に下痢が起こったり、高血圧が起こったり、眼圧が上がったり、原因不明の微熱が起こったり、メンセスが止まったりする。重症のときはメンセスはかえってふつうなんです。あるいは円形脱毛症が起こったりする。つまり、「からだも病気を引き受ける」というふうになると、回復が始まるようになりますね。患者さんの心身両面の症状を時間的なグラフにかいてみて、このことに気がついて、もう二〇年近く前ですが、論文にまとめたりしたことがあります。

ちょうどそのころドイツでも、急性の精神病状態の前と終わりに身体症状がいろいろ出るんだ、自律神経関連の症状が出るんだということがいわれました。

大塚　悪いときはもっぱら精神ばかりで対応していて、よくなりかけると、からだのほうもその痛みを分担するというわけですね。円形脱毛症などは、たしかにそんな気もしますね。

中井　精神病の人の回復期の円形脱毛は非常にはやく治るんですね。皮膚科の先生に聞くと、本当かしらというぐらい。心身症としての円形脱毛症は一年も二年も続きますけれども、精神病の回復期というのは、本当に何週間かというあいだに現われて消える。

大塚　その場合精神病というのは、どちらかというと、うつ病ですか。

中井 いや、分裂病とか非定型精神病といわれるものですね。精神病院の女子病棟でよく発見されるんですが、これは、女の人は髪の毛を整えるからですね。診ていると、男子もけっこうあります。それから発病の前も、あとで聞くことが多いんですが、からだが非常に揺れる時期があるようですね。その時期は非常に薬が使いにくい時期でして……。

大塚 からだが揺れるというのは、身体的なさまざまな症状が出るということですか。

中井 人によって違うんですけれども、それは緑内障もあり、けいれん発作もあり、胃腸器の症状もあるということで、その時期にうっかり向精神薬を使いますと、自律神経系の働きを止める作用があるものですから、かえって精神病的にしてしまう。極端な場合は、一服飲んだだけで錯乱してしまったという例もあるんです。そういうとき、非常に薬が使いにくい。

慢性だけではなくて、病気のまだできあがっていない時期ですね。東洋医学では未病といいますか、そういう時期の治療にも漢方に期待をしたいんです。

大塚 病気のできあがっていない状態というのは、患者としては来ない。

中井 それが、精神科の場合は、ほかの科に行かれる。そして、いろいろな検査をして、なんともないといわれて帰される。

大塚 では、身体的にはいろいろな訴えをなさって……。

中井 そうです。実際、緑内障がある場合がありますね。すると、緑内障の治療をしているうちに、正常になったと思ったら、精神病状態になる。なかには、てんかん発作が起こって、それで病気が止まってしまっている場合があるんです。それで、ずっとてんかんの薬を飲んでいる。ところが、二度目のときには、そこで止まらなくて、精神病状態になって、私のところに来られたという方もありますね。

からだとこころを分けて考えるのは問題だということは棚上げしておいていえば、そのへんの絡み合いが非常におもしろいところですね。たとえば、精神病状態になると、吃音なんか止まるんです。血圧なんかも、ずっと高血圧だった人が、ノーマルになったりする。

精神科医からいいますと、身体の症状が出なくなっただけでは、安易に治ったとはいえない。症状が消えたときに患者に余裕感みたいなものが出てきたら、治ってきたといっていいですけれども、症状は消えたが、なにか思い詰めた感じで、顔は蒼白であぶら汗をたらしていて、じっとしていられないというときは、むしろ……。

大塚　非常に危険だ。

中井　そうですね。

大塚　そういうケースは間々あるので、これから注意して診ないといけないですね。

中井　先生が診ておられるケースは、そういうところで病を阻止していられるのかもしれませんね。そういう人が間々あるとおっしゃったのには、びっくりしました。精神科ではそう多くないですから。

そういう人は、精神科の病気であると思いたくないので、心療内科とか、東洋医学とか、そういうところへ行く場合があるのでしょうね。

大塚　真性の精神病の場合は、患者さんご自身でおいでになることはまずなくて、ご家族の方が連れてくるとか、ということですね。その前の段階だと、まず精神科にいきなりは行かないですよね。先生がおっしゃるように、心療内科とか、私のところとか……。

中井　群馬大学の中安信夫さんなどもいっていますけれども、そういう状態で一年も、ときには二年もそこにとどまっている人がけっこういるんですね。

大塚　とどまっているということは、よくもならないし、悪くもならないということですね。

中井　そういう、崖の中途で落っこちずにぶら下がっているような例が、予想より多いらしいということです。

日本人に特有の訴え

大塚　それから日本人の訴えには、外国語に訳せないような訴えがかなりあるんです。早い話が、肩が凝るなんていうのは、向こうではあまりない。肩が凝るということばは、無理して訳せばなんとか訳せますけれども、日常的に使わないんです。それから、よく患者さんがいう、目がショボショボする、これも英語なんかをみてもまずない。訳しようがない。変な感じとか、そのぐらいしかないんです（笑）。

中井　先生がおっしゃる、日本の医学は洋方だ漢方だといっても日本の医学だということと関連して、「医者は患者につくられる」という面がありますね。医学の伝統は医者の伝統だけじゃなくて、患者の伝統があると思うのです。先生のいわれる、日本独得の訴え方が、日本の医者をつくる一つの要因である。そして日本の患者はふつうの日本人ですから、日本文化の身体感覚のパターンがベースになって日本の医療文化ができているというわけですね。

その次に、日本人の訴えがこまかいということは、大貫恵美子さんの『日本人の病気観』（岩波書店刊）を読んで、なるほどと思ったんです。あの方は神戸の方で、ご主人がアメリカの人ですね。漢方のほうの質問表がありますが、アメリカ人には、あれはそもそも書けないというんです。

大塚　それを下手な英語で書こうと思うから、へんてこりんなカルテができてしまう（笑）。

中井　彼らはそういうことを質問されても、自分は腰が冷えるかどうかとか、腹は張るかどうかということは、考えてもみたことのない事柄らしいのです。これは土居健郎先生なんかにいわせると、西洋ではからだは悪魔に属し、精神が神のほうに近いということで、身体に注意をあまり向けてはいけないという教育があるんだそうです。

大塚　日本では感情を表現するのに、腹が立つとか、腹わたがひきちぎれるように痛いとか、腹ふくるる思いとか……。

中井　腹わたが煮えくりかえるとか。

大塚　断腸の思いとか、そういうことばが非常に多いですね。それは英語にはないです。私は実は調べたことがあるんです、OED（オックスフォード英語大辞典）といういちばん大きな辞書で。過敏性腸症候群という病気がありますね、いまの「断腸の思い」式の。それで、西洋にそれがあるかと思ってバウエル（Bowel）のところを調べたけれども、少なくとも現代的な使い方では一つもないんです。中世の用語として、それに近い例文が一つ出ていただけで、それも日本でいうほどの重さをもったものではない。

元来、感情を腹で表現するというのは、日本の非常に大きな特徴ですね。そのへんも西洋とものすごく違う。精神的なものを腹で表現する。

中井　人種というより、文化らしいですよ。私は、学生時代に肩凝りということばがドイツ語に訳せないということから、立川基地に行っているマッサージ師に聞いたことがあるんです。そしたら、アメリカ人は肩は凝らないで、背中全体が凝るといっていました。また、沖縄で一八年間伝道しているアメリカ人の宣教師に聞きましたら、日本の信者は私のところへ来ても、肩が凝るとか、からだのことばかりいうので、いったいどういうことだろうと思った。ことに肩が凝るというのはどういうことかわからなかった。ところが、一八年いて、いまや私もりっぱに肩が凝りますといってました（笑）。

精神科医で指圧を受ける人が多いんです。患者の診察をしたあと、指圧師のところへすっとんでいく偉い人を、私は何人も知っています。つまり、あっちへ病気を移しているわけですな（笑）。私も以前、上手な人に当たりましたね。「先生、今日は重症の人を診てきましたね。変な凝り方をしてますよ」といわれたりしてたんです。

指圧なんかを受けていますと、自分のからだが、あっちがきらめいたり、こっちがよどんだり、一種の宇宙空間のように感じられてくるんです。巨大な徴候空間に化するというべきでしょうか。この徴候空間を一つの巨大なテキストにして、非常に精細に読まれているという感じがしますね。それから、おもしろいと思ったのは、背中をたいへんこまかく診る。近代医学は背中のほうはあまり診なくて、おなかのほうばかり診ているのに。これは一般的にいえることでしょうか。

おなかの診断学

大塚　漢方でも背中はあまり診ないんですね。しかし、とくに日本の漢方はおなかをよく診るというのが特徴なんです。中国ではほとんど腹を診ない。医者のところに行っても、だいたいベッドがないです。机に椅子が二つあるだけで、患者さんと面と向かって話をして脈をみて、処方を書くわけです。一般の内科はもちろん腹を診なければしょうがないんですけれども、漢方の場合はそれだけでだいたい決まる。

日本人はどうもおなかが好きで（笑）、昔からおなかをよく診るんです。江戸時代からおなかについての診断学の本がたくさん出ています、いまも残っていますけれども。だから、おなかによる診断学というのは日本で発達したんで、それはいまでも充分評価にたえるりっぱな診断学だと思います。

西洋医学のほうでもおなかは診ますけれども、西洋医学のほうで診るのは、おなかの中に正常ではないかたまりがないかとか、たとえばガンだとか、あるいは肝臓がちょっと肥大しているとか、脾臓が大きいとか、そういうのを診るわけです。

ところが、漢方ではそういうこともさることながら、筋肉の張りぐあいとか、いわゆる凝りですね、おなかの中の腹直筋が異常に凝っているとか、今度は逆に、どことかは非常に力がなさすぎるとか。小腹不仁《ふじん》というんだけれども、糖尿病などだと出てくる。力がやたらないとか、力があり余って凝っているとか、そういうことが力説されるし、それがまた診断に直結することになるわけです。それは中国ではほとんどやらないことで、日本の漢方の一つの大きな特徴です。腹に非常に大きなウェイトがかかっているということですね。

中井　腹で表現するというのは、一つの特徴なんですかね。

大塚　だいたい、どんな患者さんが来ても、たとえば中耳炎の患者さんが来ても、漢方の場合はおなかを診るわけです。耳であろうが、鼻であろうが、おなかを診なければいけない。だから、例外なくおなかを診る。全体の病態がおなかに反映してくるという考えでしょうね。だから、そのへんは非常に日本的な、おなかを大事にするという思想なんです。

それから、漢方のほうでは心身相関ということを昔からよくいって、とくに三世紀ぐらいの本にもどうやったら長生きできるかということを書いた本がありますけれども、一つは、さっきいったような精神と身体の関係で、いかに精神が大事かということを書いています。つまり、どんな強い発汗剤を使っても汗をかかないけれども、恥ずかしい思いをするととたんに汗をかく。それは、いかに精神というものが身体に影響を及ぼすかを示している。だから、常に精神をしっかりしていないと、からだはもろいものだということを書いている。

それで、心身の鍛錬法の一つに呼吸法というのがあって、いまでも気功療法とか、盛んにいわれていますが、簡単にいうと、呼気を止めて、じっとこらえて、それが長ければ長いほどいいというわけです。これについては私もずいぶん考えて、昔それで変な論文も書いたことがあります。いまみるとお恥ずかしいんですけれども、猫の脳波でみたことがあるんです。

猫の横隔神経が放電を起こすと、ちょっと遅れて皮質の脳波に覚醒波が出てくる。それで、息を止めてみたわけ。止めてみるというのは、たとえば人工呼吸を切ったりする。すると、ウワーッと放電が出てくる。神経は動いているんだけれども、呼吸を止めているから、息ができない。すると、今度、脳波のほうに猛烈な覚醒状態が起こってくる。それが、行者の息を止めるというのとまったく同じことになる。行者がぐっと息を止めている。そういう時間が長いと、精神鍛錬になり、長生きができるという理屈なわけです。

たしかにおもしろいんだけれども、煎じ詰めてみると、これは炭酸ガスのテンションという問題になってしまう、即物的にみると。そういったら、もう身もふたもなくなっちゃうけれども、たしかに、心身鍛錬、座禅とかヨガというのはみんな、煎じ詰めればそういうことになるわけで、いかに呼吸を長く止めていくか。つまり、精神的な緊張状態ですね。炭酸ガスがたまれば非常な覚醒状態になるわけですから、緊張状態をからだのほうではじっとこらえていて、頭のほうは覚醒状態を保っているという状態を長くやっていると、健康にいいという考えがあるんだと思うんです。

それはどういうことか、わからないんだけれども、いまでもそれは形を変えながらもいろいろなところで出てくる。ヨガもそうだし、禅の瞑想もそうだし、気功療法もそうだし、そういう伝統は強く残っている。お相撲さんの仕切り直しというのはそうなんで、元来はじっと息をこらえて、最高の状態、つまり過緊張の状態で立つのが、仕切り直しなんだそうです。ただ、いまは形式になってしまっているから、時間で切ってやっているけれども。はなはだしいのは、立ち上がったときに

「やあ」なんて声を出す人がいます。

中井　精神科の患者さんの場合は、どちらかというと、緊張、過覚醒ですね。普段から緊張して過覚醒だから、いざというときの立ち上がり分が少ないので、緊急事態に対処する余裕がないともいえますね。

大塚　先生のおっしゃる養生法の場合は、普段は非常に緩んでいて……。

もちろん、一年中それをやっていたんでは、とても生きていけないから、一週間に一ぺんとか、あるいは、毎日ある時間ということでしょうね。

薬とからだの感覚

中井　精神科の患者さんは、精神的な意味でずっと息を詰めている状態にいるといえそうです。いかにリラックスしてもらうかということなんですが、向精神薬だけだと、ちょっと薬を使いすぎると、非常に疲れやすい、眠い、動けない。では少し減らすと、もう今度は眠れない。夜になっても緊張が取れない、というぐあいに、幅が非常に狭くなってきます。病気のせいか薬のせいか、とにかくたいへん薬が出しにくくなります。

大塚　漢方でもそういうケースはあるんです。ちょっと出しすぎると効きすぎて、少ないと効かない。そのへんの閾値が非常に小さい。それはよくあると思います。だから、ぼくなんかも、人からみるとおかしいと思われるぐらい、こまかい細工を試みるときがあります。しかし、生薬の場合はあまりこまかいことをやっても無駄なことが多いんです。生薬そのものが粗いものですから。ある生薬の一定量がいつも一定の力価を示すわけではないですからね。

にもかかわらず、かなり作用のはげしい生薬だと、三グラムを翌日二・八にしてみたり、あるいは二・五にしてみたり、また二・七にしてみたりという、そのぐらいのことをやることもあります。それでけっこううまくいくこともありますし、なにもしないよりは、患者さんの納得のいくようなことになることが多いんです。ちょっと行きすぎるともうだめという感じですね。それは精神科でもおそらくそうだと思います。

中井　精神科も非常に薬をきめこまかに加減するということがありましてね。もっとも、そういうきめこまかさは、日本の医療文化の一つの特徴かもしれませんね。それから、だいたい欧米人の三分の一くらいの量でやっていますね。これは生体の問題か医者・患者関係か、わかりませんが。

大塚　中国の漢方は、日本の私たちのだいたい三倍から五倍使うんです。ところが、日本人と中国人はそう体格は違わない。三倍から五倍使うのはいま始まったことではなくて、一七世紀ごろにそういう文献が残っています。貝原益軒の『養生訓』の中にも、中国人はだいたいわれわれの三倍から五倍使っていると書いてありますね。

それで、私の出す少ない量を使っていても、患者さんが強すぎるとおっしゃるのに、中国の三倍なり五倍なり使ってびくともしないというのは、不思議でしょうがないんです。そのへんはいまだによくわかりません。こまかい細工というのは、日本人の得意とするところだし、好きなところかもしれない。

中井 そうですね。また患者のほうも、微妙な感覚をもっているんです。日本人の訴えは非常にこまかい。日本の医者の薬は、量は少ないけど種類が多いですね。これは、訴えがこまかいからだということもあると思うんです。精神科だけじゃなくて、どの科でもずいぶんたくさんの種類になってしまうらしい。症状一つに薬を一つ出していたら、日本人の訴えは非常に多いから、すごく増えてしまうわけです。だから、大局観で出さなきゃならないですね。

それから、私が患者さんの治癒の判定に使うんですけれども、疲労感とか余裕感とかいうような漠然とした感じ、あるいは、今日は気が進まないとか、今日はちょっとやる気があるとか、そういう感じがわかる患者さんは治っていく。あせっている感じとゆったりしている感じがどうもよくわからない、ことばだけは知っているけれどもわからないとかいう患者は、どうも治りが悪いということがあるんですね。

からだの感覚をみちしるべにして患者さんに回復してもらうということは、私のよくやる手法なんですけれども、西洋の本には書いていないことですね。おそらく、西洋の患者がそういうことを理解しない。そういうアンテナを持っていないといいますかね。

大塚 そういう共通の考え方を持っていない。逆に、西洋にあって、こっちにないものもあるでしょう。

日本の分裂病と欧米の分裂病とではかなり違う……。

中井 表現形態が非常に違ってみえるらしい。それは文化なんだろうと思いますね。

大塚 それこそ文化かもしれない。背景にある文化が分裂病の患者で表現のされ方が違うというわけですね。

中井　医者の診る目の枠組みが違うのかもしれませんね。同じ近代精神医学の体系を使っているのにふしぎです。それからまた、土居先生がアメリカへ行って非常にびっくりしたのは、アメリカの医者は患者の身振りとか表情を読むのが非常に下手だということだそうです。いろいろな身振りで一所懸命訴えているのにどうしてあれがわからないのだろうと思われたそうですね。言語内容ばかりに応答している。

　逆にわれわれは、あんまり理詰めに患者を治療するということは、一般には得意ではないですね。

大塚　土居先生の考えだと、二世、三世というのは日本人ではなくて、外国人ではないですか。つまり、人種的なものというより、育ったカルチャーのほうが影響力が大きいのではないか。

中井　それは圧倒的にそうですね。

大塚　子どものときから海外で育っていれば、日本人の両親から生まれても、どちらかというと向こうの人になってしまって、病気になっても向こう式の病気のパターン。だから、小児科の段階でも、向こうの子どもと日本の子どもはずいぶん違うみたいですね。だいたい、向こうの親はあまりかまわない。愛情はあるんだけれども、日本みたいにスキンシップがあまりない。やたら抱いたりしないから、そのへんが非常に違っていると思います。何時から何時ということで、決まった時間しかかまわないし、日本はのべつまくなしにかわいがる。

元気の出る薬

中井　いまの精神科の医療で、欠落しているところがあるんです。それは、向精神薬は抑えるのは上手ですけれども、元気を出させるのはむずかしい。元気という概念がまた非常に日本的で、たしか朝鮮語にもないといいますね。患者さんが求めるものは元気ですけれども……。精神科の患者は、一般に非常に疲れやすい。とくに分裂病系の患者には賦活作用のある向精神薬は、どうももう一つうまくいかないというのが私の印象です。まだ修理途中の車にいいエンジンをつけて無理に走らせたような感じになってしまって、まとまりのある回復にならない。鎮静とか向精神病作用はいまの向精神薬でいいけれども、賦活というのは自然賦活、自己賦活に勝る薬はまだないと考えています。中国の精神科医と話すと、賦活のほうは中国伝統の薬を使うというので、どんな処方だといったら、六〇種類ぐらい入れているんだとかいっていましたが、そんなことがあるのですか。

大塚　気剤という一連のものがあるんですが、気剤というのはだいたいムードを高めるというか、元気にするというか、いま先生のおっしゃったような意味に多少関係あると思います。その気剤の中には、漢方薬の肉桂とか桂皮とか厚朴、そして大黄もある意味で気剤だと思います。また処方レベルでいえば、半夏厚朴湯《はんげこうぼくとう》、各種の承気湯《じょうきとう》類、瀉心湯《しゃしんとう》類など、いくつも挙げることができますけれども、いろいろな場合に気剤を使うことがある。

たとえば、うつ病のように本当に無気力に陥った場合にも使うし、うつ状態と身体的なものとが結合したような、いつも胃が重たい、なんとなく元気がなくて、憂うつで仕方なくておなかが重たいという症状がありますね。そういうのにたいしては、漢方薬では瀉心湯という気剤が主になっているわけです。

瀉というのは、いっぱい詰まっているものを除くという意味なんです。詰まっているよけいなものをのけてやる。それから、身体的には上腹部から胸部にかけて、みぞおちのあたりを一般に心部というわけです。だから、みぞおちのあたりになんとなく重苦しい感じがあるのを除いてやる。一方、古代医学でのこころというものの機能は精神ですね。精神的にうっ屈したものがあるのを除き、ムードを高めてやるという、二つの意味があるわけです。だから、かならず精神的なものと身体的なものの結合したような状態に使うのが、一連の気剤の一つの行き方なんです。

それが実は、非常におもしろく効くんです。これは私の経験したおもしろい例で、ある患者さんが不眠を訴えておいでになった。四〇代の女の人なんですけれども、もちろんいろいろ症状がある。不眠で、食欲がないとか、胃がもたれるとか、いろいろな身体症状がある。その人に、いまの瀉心湯の中のもっとも有名な半夏瀉心湯《はんげしゃしんとう》を使ったわけです。

そしたら、このケースではよく効いてしまったんです。二週間目においでになって、非常によくなった、眠れるようになった、胃のほうもぐあいがよくなったという話をされると同時に、手を出して、あのとき、先生にはいわなかったけれども、実は大きなイボが三つあったというわけです。尋常性疣贅《ゆうぜい》ですが、その二つがきれいになくなって、もう一つが、いまや氷がとけんばかりにちょっと頭をのっけている。これも時間の問題で、なくなるという状態でした。二週間のうちにイボがとれてしまったというんです。

それで、池見酉次郎先生にお話ししたら、イボには精神的なものが絡んでいるから、これはおもしろい例ですねとおっしゃってくださったんですけれども、そういうおもしろい薬があるわけです。いま式にいえば、ストレス潰瘍で、胃とか腸などの消化管は非常に精神的なものに影響されやすい臓器なので、瀉心湯という一群の薬が、いみじくも消化管と精神状態との両方の機能異常を対象にしているというのは、おもしろいと思うんです。

中井　分裂病が慢性化すると、非常に疲れやすい状態にある。いまのところ、あまりいい薬はない。ただ、患者さんは腹のぐあいがどうであるとか、そういうことは訴えないですね。むしろ、そういうからだの感覚が生まれてきたら、少なくとも日本の患者の場合はかなりよくなってきたとみていい。だから、そういう感覚がキャッチできるゆとりがない時期は、本当にからだに触って調べないといけないんでしょうね。

大塚　いまの例の患者さんの訴えは不眠なんです。こちらがあれこれ聞いて得た情報がその他たくさんなのですが、患者さんのほうから進んでおっしゃったのは不眠だけなんです。しかし、不眠というのはいまの医学でいくらでも手があるわけです。つまり、先生の領域の入眠剤みたいなものとか、いろいろあると思うんです。もちろん、そういうものをやったけれども、やっぱり満足がいかないで来られたと思うんです。

中井　一つの問題は、入眠剤についていえば、最初は効いても効かなくなるか、逆にやめられなくなるか、です。漢方薬というのは、ふしぎにこういうことがないですね。

大塚　いま使っているのは結局、あまり物騒なのは淘汰されて、わりに問題のないのが残っているということもあるんですね。薬害というのは、漢方はずいぶん体験していますので。だって、水銀とかヒ素をジャンジャン使った時代がありましたから。植物でも猛毒な植物は、ご存じのようにたくさんありますね。強心配糖体などの入ったような植物でも、ずいぶん使っていましたし、いまでもその系統のものを使わないわけじゃないですけれども、ともかく植物でも危険なものはずいぶんあります。

漢方でケシ殻は古くから下痢止めに使っているんです。ケシのアルカロイドは非常に強力な下痢止めですから。しかし、麻薬としての阿片は、アヘン戦争あたりまでは中国では使っていないんです。これは見事だと思うんです。ケシはケシ殻として下痢止めには使っているんだけれども、いわゆるオイフォリー（多幸症）を得るためには、古くは使っていない。それは偉いことだと思う。

漢方の活用領域

中井　漢方の人は、合っている薬は甘いということをいいますね。病気が治ってくると、ただの味になってしまうというか。これに学んで、精神科の薬でも、合っているかどうかということを、私は患者にわりと聞くようになったんです。合っていると思うか、飲み心地はどうだということですね。そうしますと、患者さんとの協力関係もよくなりますし。患者さんのいうことは、たいてい当たっているような気がしますね。そういう感覚が患者さんに出てきたということが、すでにいいのかもしれませんけれども。

それから、このごろの精神科医が考えているのは、最初、睡眠薬を使って、あとは漢方に引き継いでもらうとか、重いうつ病でも回復期には漢方を併用するとか……。

大塚　そういう行き方は非常におもしろいと思うんです。精神病のことは実はあまり経験がないんですけれども、たとえばガンの場合ですね。ガンは漢方でもどうにもならないわけですけれども、使い方としては、手術可能なガンを手術したあとのいろいろな愁訴ですね。大きな手術をするわけですから、いろいろな愁訴があるんです。そういうものにたいしては漢方は非常に強い。バーッと切るのは西洋医学はお手のものだけれども、あとの始末は意外に下手なんです。

たとえば、胃の全摘とか大腸の全摘をやると、たいへんやせ衰えて、食欲がないとか、さまざまな訴えをなさるけれども、それにたいしてはあまり能がない。トランキライザーを与えるぐらいのことで。ところが、漢方はそれにたいしてはいろいろな手をもっている。そういう役目が一つ。

それから、もうこれはだめですという手術不能なガン、これも西洋のほうが弱い。切ればいいんだけれども、切れないときはどうしようもない。本当にトランキライザーぐらいで、あとは対症療法。ところが、そういうのにも漢方のほうは、手を替え品を替えてやって、いわゆるターミナルケアというのに貢献することは充分あると思うんです。

精神科の領域でも、非常にむずかしいときは一刀両断で切れ味のいい薬でやってもらう。ところが、そういう重大なクライシスを脱して、なおかつ、後始末がどうもうまくいかないというときは漢方は非常にいいと思うんですけれども、どうでしょうか。

中井　そのとおりだと思います。漢方をやる先生方は、とくに民間の精神病院で増えてきたように思いますね。向精神薬の切れ味のいい時期は、たしかにあるんです。切れ味がよくて、それで治る人は退院していっちゃうわけで、切れ味の悪い人ばかり残ってくるんですね。それをもどかしいと思う先生が漢方のほうに関心をもちだしたんじゃないでしょうか。

先生のような方が、たとえば慢性の患者さんを診る機会があまりないというのは、非常に残念ですね。

慢性の患者さんというのは、近代医学では一人ひとりの個別性をみないで、どうしても集団で扱われてしまう傾向がある。たまたま患者さんに絵をかいてもらったりしたら、一人ひとり全然違います。非常に個性的なものがあるわけです。からだのレベルでも、乱れ方に非常に個性があると思うんですけれども。個別性を重んじる漢方への期待がありますね。

大塚　ぼくのところで診るのは、せいぜい精神科領域では通院可能な人ということになりますから、もともとそんなに重症な方はいらっしゃらない。それから、しかるべき精神科に外来で通っていて、そこの先生とこちらが連絡をとってやっているケースもあれば、そちらとは無関係にやっているケースもある。

連絡をとってやっているケースの例としては、その患者さんが非常にまめな方で、きちんと日記をお書きになっていて、自分の反省みたいなことも書く。だから、もともとインテリジェンスの高い方ですね。てんかんのサイコモーター（精神運動発作）とか、そんな感じのことがある。そこで、日記をお書きになって、それを主治医となっている精神科の先生におみせして、その先生がときにコメントを書いたりして、ハンコを押して、私のところに同じものを持ってきて、拝見して、私なりの意見をいったりしてやっているんです。

その精神科の先生と懇意にしていただいているので、非常にうまくいっている。そういうのもあります。わりにいい経過をたどっていると思います。重症の例は本当に手に負えないので、これは精神科の先生方にお願いするしかない。ときには重症の方がまちがっておいでになって、松沢病院に送ったこともあるんです。これは私の外来ではとても処置できないので、松沢病院に電話して、連れていくからよろしく頼むといって、大の男が二人で付き添って連れていって、入れていただいたことがあります。それはまれで、だいたい外来で通院できる範囲の方ですね。

古典にみる老人性痴呆

中井　精神病を中国の医学ではどういうふうに考えていたんでしょうか。

大塚　精神病の記載は非常にたくさんあります。これは、一生かかっても読み切れないぐらいの膨大な記載が古くからあって、狂という病気、それから癲《てん》という病気、あるいは癇《かん》という病気、驚という病気がある。狂には分裂病の類が入るだろうと思います。明らかに分裂病と思われるような妄想とか幻覚とか、なかには、天帝と自ら称すとか、そんな感じの誇大妄想など、興味深いものがあります。癲とか癇はエピレプシー、それから驚は、その他の雑多な、神経症とか、うつはうつという感じでくるものもありますし、不眠とかいうようなさまざまなかたちで記載されていると思いま

す。

記載もありますし、治療法も非常にたくさんあります。実は今年(一九八七年)の四月に、私は日本医史学会で会長を務めていたので、会長講演として六世紀から一〇世紀までの隋唐時代の医書にみられた精神病とその治療について話したことがありまして、そのへんの文書もちょっと調べたんですが、膨大な治療法が記載されているわけです。治療法はこれから追試してもおもしろいな、と思うものもあるんですけれども、まだとても手がついていないんです。これからの若い先生方にやっていただいたらおもしろいなと思うものが、ずいぶんあります。

有吉佐和子さんの『恍惚の人』という本がありますね。恍惚というのはれっきとした医学用語で、中国の本には非常にたくさん記されている。四世紀ぐらいから恍惚ということばが医学書にたくさん出ている。有吉さんが書いているのと同じ意味で。ですから、昔は老人がいなかったんじゃなくて、老人はけっこういた。ただ、子どものときに死ぬ人が多いから平均寿命は非常に低いですけれども、老人性痴呆のようなのは昔の本にもずいぶん書いてあります。その本を書いた人自身が、本当かどうかわからないけれども、一〇二歳で死んだとかいう(笑)。ともかく、いろいろな本をみても、八〇ぐらいまで生きていたという例がずいぶんあります。

ですから、いまの老人性痴呆というのに値するような症状もずいぶんあります。いわゆる恍惚。恍惚の薬なんていうのもけっこうあって、私なんかもそのうちお世話になると思います(笑)。

中井　老人精神医学に非常に役に立つのではないかということですね。抗痴呆薬というのが非常に探求されておりますけれども、これはというものはまだみつかっていないと思うんです。

大塚　そうですね。おもしろいことには、私の調べた中国の『千金方』という七世紀の本では、臓器別の章になっているんですけれども、小腸のところにいちばん多く記載されている。なぜかというと、これは五行説で小腸と心、ヘルツですね、これが非常に近い関係にある。心臓のところをみると、むしろ形態としての心臓というか、ちょうど狭心症みたいなことが書いてある。胸から背中に抜けるような痛みといった、まるで心筋梗塞とか狭心症を思わせるような症状が書いてあったりするんですが、その機能としてのこころ、精神は、小腸のところに書いてある。そして、恍惚とかてんかんとか、そんなのが小腸のところにいっぱい出ていまして、それがおもしろかった。

それから、なかには糖尿病性の精神障害と思われるものも、それは明らかに糖尿病の章に書いてある。いろいろなところにいろいろなことが書いてあって、けっこうおもしろい。やはり薬物療法が主で、あと、お灸をやったりする。予防的な意味では、さっきの気の鍛錬といいますか、それをかなりくわしく書いてあります。何呼吸のあいだ息を止めていたらどれだけ生きられるとか、そういうことが書いてあります。

これからは、老人性痴呆は現代医学のほうでも大きな問題だろうと思いますけれども、中国のほうでもたしかに古くから概念としてある。

中井　インドネシアとかフィリピンに行きますと、上流階級は長生きです。九〇歳ぐらいの元最高裁の長官に会ったりします。中国でも、ちゃんと食べている階級は、昔もいまと寿命は変わらなかったんじゃないでしょうか。孔子とか老子はけっこう高齢に達してますでしょう。

大塚　六〇とか八〇ぐらい。『養生論』という本で論争があるんです。人は何千年も生きるといっても、私はいくら年寄りでもそんなじいさんはみたことない、孔子だって老子だって、みんな六〇歳だか八〇歳で死んでいるというような議論があったぐらいで、けっしてそんなに長生きはしていませんけれども、かといって短命ではなかったですね。

少なくとも六〇以上まで生きていて、精神的なりっぱな活動をしているわけですから、いまとそんなに違わない。あるいは、むしろそれ以上に活動している人もいたんですね。李白だって、お酒を飲んだわりにはりっぱな仕事をしているし……。

そのころ中国で老人病に使っている薬はいっぱいあって、その中で共通しているものを探したことがあるんですけれども、よく出てくるのは朝鮮人参なんですね。それから、遠志《おんじ》といって、名前はいかにも精神科に近いけれども、実はセネガに近いんです。セネガだったら鎮咳去痰ですけれども、遠志のほうは似ているんだけれども、昔から鎮咳去痰に使わないで、精神科領域というか、どちらかというと、遠志というとおりに、記銘力の障害とか、そういうものに使っているんです。あるいは、遠志の中にそういう成分が入っているかもしれないと思うんです。

それから菖蒲の根、これもあまりいまの漢方では使わないんです。それから甘草。甘草はなんにでも使う。もうちょっと後の時代になってくると、カギカズラ。釣藤《ちょうとう》、これは、いま千葉大学その他でずいぶん研究をなさっていて、おもしろい薬が出てきそうな感じで、大黄と同じです。いま老人性の諸問題には、釣藤がたいていい顔を出す。

からだで覚える医学

中井 東洋医学における心理療法とか精神療法の位置、特色についてはどうでしょうか。

大塚 それは私自身はあまりやらないんですけれども、昔から書物にはたくさん記載されておりますし、現在でもそれをよくやっている人もいます。さっきの気という概念を通じて、実はいろいろなところに出てくるわけですけれども、ダイレクトに精神の鍛錬でどうかということになってくると、私などはあまり実践していないんです。

ただ、いろいろなかたちで精神にかかわりをもたないで治療するというのは、まずないだろうと思うので、そういう意味では患者さんとの接触を大事にする。かならずおなかを診るというのは、スキンシップにもなりますし、どうしてもからだ中いろいろ診なければいけないということになりますね。

こころとからだを通しての接触ということではありますけれども、精神療法を主にしたやり方というのは、やっている方はもちろんあります。江戸時代にも、とくに精神療法で有名な医者も何人かいるわけです。いまでいうと、精神科の領域に入ると思われる中神琴渓とか和田東郭という偉い先生がいて、心理療法的なものをなさっていて、膨大な治験例なども残っています。おもしろい治験例もずいぶんあります。詐病を見破った話もありますし（笑）。

わりあい中国、日本は治験例が多いんですね。国によってずいぶん治験例がある国と、まったくない国とあるそうですけれども、つまり、具体性を尊ぶ国では治験例が多いわけです。日本などはそうなので、膨大な治験例がある割には、体系的に論じた本が少ない。理屈のほうが弱い。インドは逆で、理屈ばっかりで治験例がほとんどない。

中井　われわれからみると、フランスの雑誌は症例が少ないという感じをもちますね。症例が全然載っていない、論文ばかりの号もある。私らはどちらかというと、症例中心的なほうです。日本の精神科医のたいていはそうだろうと思いますね。

大塚　精神科は本当に一例、一例で勝負だと思いますので、普遍性というよりは、個別性のほうが大きな意味が……。

中井　本来的にはそうだと思いますけれども、精神医学を一般医学化しようという動きもかなりあるわけです。しかし、症例の重要性の認識が後退するとしたら、それは非常に残念なことだと思います。

大塚　一般化というのは、内科とか、そういうものに近くしようということ……。

中井　そうですね。フォーミュラを決めて、それで行く。

大塚　何という病気はどういうものであると定義をして……。

中井　直感的なことというのはだんだん後退していくのかもしれませんけれども、私はよく若い人にいうんです。マニュアルというのは最低限としては非常に重要だけれども、たとえばえんぴつ一つ削るというようなことでも、全部をマニュアルに書いたら、分厚い本になる。えんぴつを削るということでもからだで覚えるものである。

大塚　医学というのもからだで覚えるものだと私は思っています。このあいだ、ちょっとドイツに行って、ドイツ人に漢方の話をしていたら、どうやって教えるんだというから、内弟子に入るんだといった。レールリング、徒弟ですね。学校で教えられないから、徒弟に入るんだといったら、ああ、それはいいといってました（笑）。

中井　ドイツはそういう職人徒弟修業の伝統があるんですね。

大塚　いくら大学で百万陀羅講義を聴いても、翌日から患者が診られるわけではない。国家試験を通ったって、どれだけの知識があっても、翌日なまの患者を与えられたら、そんなに適切な処置ができない。とくに外科などはそうですね。いくら本をみたって、盲腸一つ切れるわけじゃない。内科だって、外科ほどではないけれども、似たようなことはあるわけで、いくら知識があっても、患者は診られない。そのへんが普遍性と個別性の違いだと思うんです。

普遍性のことは大学で教えられます。この病気はこれこれの特徴を有するということは大学で教えてくれるけれども、いざ、その患者が来てみたら、経験がなければ、全然処置できないわけです。そこへいくと、個人性、個人差というのが非常に大事になってくる。そのよさを捨ててしまうというのは、どうかという気がしますね。

中井　何年か前、土居先生がアメリカの医学教育の論文を紹介されましたが、いちばん能率がいいのは徒弟制度、アプレンティスシップだという結果が出ていたようですね。

大塚　まったくそのとおりです。だけど、それは封建的だというんで、例の医学部騒動で槍玉にあげられて、医局解体とかの騒ぎになってしまったわけです。

中井　あの場合は、産湯とともに赤ん坊まで流してしまおうとしたわけでしょうがね。結局、いま精神科では徒弟的な教育以外はあまりないですね。ないといえばいいすぎだけれども、それが中心ですね。

大塚　たとえば病理標本をみるとか、そんなのは学校で教えられるけれども、そうでないことは徒弟で教わるしかない。そういう点では、漢方などはとくにその感じが強いので、学校で教えるのはほとんど不可能に近いという気がするんです。学校の教育として教えることはできないということはないけれども、教えても、実際あまり役に立たない。普遍的な知識があまりない。あっても、あまり必要じゃない。精神科も、いまの医学の中ではもっともそういうことがいえる体系じゃないかという気がするんです。

中井　最初に、不精密科学なんて、ちょっと皮肉なことをいいましたけれども。

大塚　だから、最初にもどりますが、そうかといって、学問のレベルが低いというわけではない。そういう性質をもつものだということですね。

中井　全体としてとらえていくことが重要な分野では、どうしてもそうなるのではないですかね。

大塚　こころとからだという問題は、教科書に書くことも不可能な面がたくさんありますからね。

中井　そうです。これはいまいうことではないかもしれないですけれども、マールブルクのブランケンブルク先生は、分裂病の人は自分の疲労感が頭の疲れかからだの疲れかわからない、といっているんです。ところが日本の患者は、その点は迷わなくて、頭の疲れはたとえば算数をしたときの疲れだ、からだの疲れはスポーツをやったときの疲れだといいます。君はどうだと聞くと、そのどちらでもない、気疲れである、頭の疲れやからだの疲れは一晩寝れば治るけれども、気疲れは長引くんだということを、すらすらというんです。

　だから、からだとこころの関係というより、真ん中に気が入っていて、三元論なんですね。

大塚　それは、中国では昔から三元論なんです。心と精と体。心はなんでやられるかというと、エモーション。たとえば喜びすぎたり悲しみすぎたりで心がやられる。すると、病気になる。精というのはフィジカルな気と同じ。それは何でやられるかというと、環境ですね。暑さ、寒さ、風《ふう》。風というものの中に感染症の一切が入っている。みえないから、昔からレプラでもなんでも風に入ってしまう。暑さ、寒さ、湿気とか、それが精をやっつけるというわけです。精というのは気と同じで、身体的な活動を正常に保つ因子。もう一つは体で、これは肉体的なものですね。体は精とか心を宿している宿屋だ。それはなにでやられるかというと、甘いものを食べすぎたとか、辛いものを食べすぎたとかでやられる。そういうふうになって、三元なんですね。

　そのどれがやられてもいけないんだけれども、その中でいちばん最高位に位するのが心で、その次が精で、それから体になっていく。心がやられて死んでも、一定期間、体は残っているんですね。かたちは残っているけれども、気がないと、また息を吹き返すことは絶対ないし、木が枯れてかたちは残っていても気がなければ、翌年また花をつけることはないという考えですね。だから、ほかのものが死んでも、かたちは一定期間残りうる。だけど、それはもう機能を果たしていない。いちばん大事なのは心であり、それに次ぐのは気、精である。そういうものをどうやって大事にしていくかというのが、一つの養生法になっているわけです。

中井　昔、東大病院の安永浩先生が、分裂病が慢性化した人の特徴というと、表現が非常にむずかしいけれども、強いていえば、ろうそくの炎の揺らぎのようなものが少ないという表現を、二〇年前ぐらいにしておられるんです。ところが、最近、完全な規則性でもなく、完全な無秩序でもない、中間の揺らぎというのが非常に生命現象的である。たとえば心電図でもそうですけれども、木の木目などでも規則性と無秩序の中間の「揺らぎ」であるという見解がかなり有力なんです。かりに、からだが残っていて、あとがどうもよろしくないという場合に、そういう炎の揺らぎのようなものが少ないというのは、気とか、そういうとらえ方を直感的に表しているともいえると思うんです。精神医学はそういう直感的なものにかなり負っているともいえます。

チュービンゲンのシュルテ先生という亡くなった教授ですけれども、精神病の患者さんにもっと身体診察をしなさいといわれたことがあるんです。身体接触というのは、精神科の伝統の中では片隅的なんです。ところが、先生がおっしゃったのは、からだの接触を通じて医師・患者関係が伝わっていくということでしたね。

西洋の、ことに近代精神療法の歴史からいうと、最初はおもに身体接触なんです。メスマーとか、ピュイゼギュールという人たちの磁気術は、身体接触です。そして精神分析の嫌う行動化を通して治療する。患者が行動に表していくのを大幅に認めるという行き方ですね。それがしだいしだいに反対極のほうに、身体的な表現を非常に抑える、医者のほうも患者さんもそういうことは禁欲するという方向に向かったわけです。

その反面、シュルツ先生が言われたような自律訓練法とか、いちばん精神療法が問題にしている

「境界例」というものに、石川中先生がヨガ体操を患者と一緒にやるとか、が出てきたわけです。

日本の医師・患者関係

中井 日本における東洋医学の治療者・患者関係というのは、どういえばいいんでしょうか。

大塚 それは百人百様だと思いますけれども、日本人的な共通性はあるだろうと思うんです。どちらかというと、日本では医師対患者関係がわりあいよいほうではないかと、私は思っているんです。とくに漢方のほうは、よく接触しないことには診断がつかないわけです。患者さんのおなかをよくさすってみないことには診断がつかない。それから、その人の生活、どう暮らしているかということまで聞かないと、ちょっと判断がつきかねるので、いろいろなことを聞くわけです。もちろん、患者さんは正直に話してくれる。どの程度いってくれるかわからないけれども、かなりくわしく生活のバックグラウンドを聞いて、からだを充分診て、そして決めるわけです。ですから、わりあい医師対患者の関係はいいだろうと思うんです。

おそらく、忙しい現代の内科の先生よりは、患者さんとの接触にたいして、多くの時間をさいているだろう。一長一短で、こまかいところはいろいろな機械でみつけてもらえばいいわけです。そういうのでこぼれた部分は、患者との接触でみていくしかない。そちらのほうは、漢方はわりあいトレーニングを受けているだろうと思います。

中井 日本の精神科の医師・患者関係は、西洋との対比でいえば、西洋のほうは治療契約をきちんと結んで、最後は終結宣言まできちんと出す。日本でも、精神分析の方なんかはそういうふうにやっているといわれるんですけれども、全体としてみてますと、はじまりもややあいまいで、終わりもドロンゲームが実際は多いんです。

こんなことをいったら叱られるかもしれないんですけれども、ドロンゲームのほうがいいことが多いのではないか。患者さんが治ったと思ったら、あるいは、この医者はちょっとぐあい悪いから、ほかへ行こうと思ったら、そのまま行かせたほうが、それこそ自然でいいという印象を、正直いって、私はもっているんです。訓練中のドクターなんかは、それでは体をなさないというので患者を呼び返したりするわけですけれども、今度は、呼び返したのは先生のせいだというので、非常に依存的な患者になったりするわけです。

今後、日本がどれだけ合意社会から契約社会に変わっていくのかによって、このへんはまた違ってくるかもしれませんけれども、いまのところは、ことばに出しての契約というよりは、暗黙の合意がしだいに形成されていく。精神科のように合意がなかなかとりにくいところでも、徐々に形成されていく合意の上に立ってやってますね。

西洋から学ぶべきものは、治療のめりはりかもしれません。日本のドクターでもちゃんとした人、まさにめりはりのいい人と、非常に悪い人とあります。それから、日本のドクターは世話やき的なところがありますね。これは精神科医だけじゃない。日本のドクターの、いいドクターとか、赤ひげさんといわれるような人は、西洋からみたら非常に世話やき医者であるかもしれませんね。

大塚　私のところでは、はじめも終わりも曖昧模糊として（笑）、患者さんがおいでになったときがはじまりで、治って、ていねいな方だと、おかげさまでよくなりましたから、しばらく休ませていただきます、またよろしくお願いしますといってやめられる方もいるし、なんの通知もなくパッと来なくなって、ある日またやってきて、あの節はお世話になりました、よくなりましたという人もいるし、あるいは悪くなったのか、どういう推移をしたかがわからないというケースもあります。挨拶にきちんと来る方もあるけれども、悪くて来なくなったのか、よくなったのかというのは、かなり曖昧模糊とした例が多い。

ただ、一般に医師・患者関係が非常に長く続くことは続くんですね。途中で切れても。いちばん長いのは、私の祖父の代から来ている方ですよ。私の祖父は大正一二（一九二三）年に死んでいるんです。大正一〇年ごろ、あんたのおじいさんに小児科で診てもらったというおばあさんが来たことがあります。明治四三（一九一〇）年生まれといってましたから、かれこれ八〇ですね。それが、じいさんに診てもらって、親父に診てもらって、私に診てもらってというんですから、七〇年になんなんとするわが家との医師・患者関係のヒストリーをもっている患者さんがいらっしゃるんです。

昭和の初年ぐらいからなんていうのは、ずいぶんいますね。これは私の親父の患者。それから、そのとき、親父が診た患者さんは亡くなって、その息子さんが来る、孫が来るというのもいますし、非常にそういう関係は強い。七〇年というのは、ちょっと重いですね、歴史が（笑）。びっくりしますよ。私は祖父を知らないのですからね。

中井　日本の精神科の医者のいいところというと、これは全部にはあてはまらないけれども、強引さがないところがいいと思うんです。そういう点を伸ばしていくべきというんでしょうか、先生の患者がそんなに続くということは、技術ということもあるでしょうけれども、技術だけでは三代続かない。強引に飲ませるとか、そういうことはあまりないわけでしょう。

大塚　それはありえないですよ。だって、患者さんは来なきゃいいんですから。こっちからわざわざ押し売りすることはないわけで、それはないです。

中井　強引さがないということは重要です。自然な相性は精神科の場合も非常に重要ですね。どんな患者でも私と合うとか、そんなことはないんです。相性のいい人が残っていくわけです。

大塚　それはそうなんで、一ぺんで来なくなる人もいると思います。うちもチェックしていないんだけれども……。

中井　一ぺんで来なくなる人はいますよ。昔は精神科医が少なかったから、来ないと、あの人はどうなったかなと心配したんですけれども、いまは精神科も方々にありますから、どこかに行っているだろうと考えることができます。そういう点ではずいぶん楽になりました。

3 家族を援助するということ

――〈家族療法家〉の立場から

下坂幸三
渋沢田鶴子
中村伸一
楢林理一郎

◎初出
『こころの科学』三四号（特別企画「家族を援助する」）、一九九〇年

下坂幸三（しもさか・こうぞう）
一九二九―二〇〇六年。下坂クリニック院長（当時）。精神医学。

渋沢田鶴子（しぶさわ・たづこ）
カウンセリング・インターナショナル代表（当時）、ニューヨーク大学大学院准教授（現在）。社会福祉学。

中村伸一（なかむら・しんいち）
中村心理療法研究室長。精神医学。

楢林理一郎（ならばやし・りいちろう）
湖南クリニック所長。精神医学。

家族を援助するという視点の開け

下坂　今日は新進気鋭といいますか、若手の実力者の家族療法家である中村先生、渋沢先生、楢林先生にお集まりいただきました。

楢林先生、中村先生、そして私も精神科医として出発しました。患者さんのご家族を無視していたわけではありませんが、基本的には苦しんでいる人、あるいは患者さん個人を応援するというところから出発したと思います。渋沢先生は社会福祉学を専攻されたので、最初の視点はほかの三人と少し違っていたかもしれません。しかし結局、四人ともご家族への応援ということを視野に入れるようになった。それが患者さんにも、家族にも役立つという深い体験をなさったからだと思います。個人への応援から、ご家族への応援という移行の経緯について、まずお三方にお話をしていただきましょう。

卒後研修――家族は情報源

中村　私は医学部を卒業してからかれこれ一四、五年になります。下坂先生がおっしゃったように、医者の場合はどうしても、病人、患者さんを相手にするということが一義的な責務になっていることは否めないと思います。

ほかの科の研修などをいろいろやって卒業するわけですが、たとえば内科の外来での研修では、家族の方がみえてされるお話を患者さんの病状理解を補うための資料として扱う訓練などを受けました。精神科医になってからも同じように、家族の人たちの発言は、患者さんを理解するための重要な情報源としてのみ扱っていたような気がします。

もちろん情報源としてだけでなく、動揺してしまってなんと説明していいのかわからないような家族の人のありようも、大変印象的だったのも事実です。しかし、やはり医者の習性というのか、あくまでも感情抜きの「事実」としての情報を収集していました。

さて私が入局した頃、小郡まきはら病院長の牧原浩先生が、大学で、精神分裂病の家族とその治療法の研究をしようではないかというグループを主宰されていました。私はそこの研究会に早い時期から出させていただきました。そういうこともあって、実際どこまで理解していたかは別にして、早い時期から家族に関心を持っていたことは事実です。これはほかの医学部の卒後研修の中では、あまりない機会ではなかったかと思います。

「お母さんは邪魔者」

中村　卒業するとすぐ、先輩の先生と一緒に入院治療のケースを受け持ちます。そこでは精神科の主な疾患の一つである精神分裂病といわれる人のお世話というか、治療をいたしました。薬を使う、そして一対一で面接をする個人療法でした。

そんな頃、ある青年を診ていたときのことです。これはよくあることだと思いますが、お母さんが非常に心配して、うちの息子を若造の医者に任せてだいじょうぶなのかと非常に不安になっていたのでしょう、病棟に足しげく通ってきては、「いったいどういったことをしてくれているのか」、薬の副作用が出ると、「むしろ悪くなったのではないか」などと、患者さんの不安以上にお母さんが不安になっていました。こちらも一所懸命説明するのですが、どうもこちらの説明のし方がまずいのか、ぜんぜんわかっていただけない。こちらもカリカリするということで、患者さんの治療にとっては、お母さんは邪魔者だという意識を早くから持ったことがあります。

それともう一つは、先ほど申し上げた研究会の私にとっての副作用かもしれませんが、そういった子どもさんをもっているお母さんは、かなり問題が多いなどという古い考え方を身にまとっていました。そういったものを家族病理という枠の中であてはめて、なるほどというように、自分の下手な対応を顧みずに考えていたという時期がありました。

下坂　ご家族のありさまをポジティブに評価していく、いちおう家族病理ということをカッコに入れてみるようになったというのはいつ頃からでしょうか。

中村　家族のご心配や不安をしっかり受け止めて、家族との信頼関係をちゃんと維持して応援できるようになったという手応えは、ごく最近のことだと思います。それまではやはり医者、つまり、原因を見つけそれを取り除く専門家であるという歪んだアイデンティティがくずれませんでした。家族の不安をしずめ、家族の力を借りて患者さんを応援するというのは、本当は自然なかたちなのですが、そういう発想に近づくまでは相当かかったような気がします。

白衣の発想とふだん着の発想

下坂　医者というのは、患者さんを背負いこんで私が治療するんだという気構えで、家族に対しては、医者の治療方針に協力してほしい、なかなか協力してくれない家族は、理解がない家族だと思うような医者中心のものの考え方から抜けることはむずかしいのです。

ご家族の不安や焦りや罪悪感などをよく受け止めることによって、家族がほっとするということが、患者さんにいい影響があるという発想になりにくい。そういう発想は、自然科学を専攻している医者の発想とは違います。ごくふつうの人間関係の常識をわきまえたときの発想なんです。

われわれも親戚に会うとか、友人に会うときはそういう発想ができているのですが、どういうわけか、白衣を着て、医者であるときになると、そういうあたりまえの人間関係の援助の基本がなかなかみえない。そういう構造がおそらくあったろうと思います。

渋沢さんの場合は別個の体験だと思いますが、いかがでしたか。

家族療法のソーシャル・ワーカーへのインパクト

渋沢　私はもともとソーシャル・ワークの出身です。ソーシャル・ワークというのはご存じと思いますが、ケース・ワーカーといわれておりますように、病人、患者さんの援助、それも医療的な援助ではなく、患者さんと患者さんをとりまく環境に介入して、その患者さんがスムーズに社会復帰を図れるようにする、あるいは、退院したあと、家族の中にスムーズに戻れるように家族との調整を図ることだと理解しています。

そういう意味では、もともとソーシャル・ワーカーというのは、「家族を助ける」という役目を担っていました。それ以外に、たとえば親同士のためのサポート・グループを率先してやるということも、ソーシャル・ワーカーはもともとやっていたわけです。

ただ、臨床の場面で家族療法というものが一つの理論として出はじめたとき、家族に対する見方がソーシャル・ワーカーの間でも変わってしまったのではないかという気がします。つまり、家族を援助する、家族の痛みを和らげたり、家族の苦労を応援するというよりも、家族療法には、家族の病理そのものを探究することが強調されていました。

新鮮な驚きと空回りの不安

渋沢　家族の治療を始めた頃、すごく新鮮に感じたのは、たとえば両親が私のところに思春期の子どもの治療を頼みに来た、そのとき両親が説明する子どもの像と、私が初めて接したときの子どもの像とがまったく違うということでした。

あるいは夫婦療法を導入した時点では、個人療法でクライアントが一所懸命配偶者のことについて述べるのを聞いたあと、いざその配偶者を連れて来ると、そのクライアントが言っているのとはまったく違うイメージの配偶者が現れる。これでは家族の人に会わずには今後治療ができないのではないかと思うくらい、刺激を受けたような気がします。

ただ、いわゆる家族療法をやり始めてから、空回りし始めたような気がときどきします。どこかで家族を応援しなくなってしまうというか、家族のある部分を応援したら、自分が中立的な場を失ってしまうのではないか、そうすると家族の力動にこちらが巻き込まれて、動きがとれなくなってしまうという恐れがときどき出てきます。それでよけいに家族病理、家族全員が問題であるという方向に走ってしまいがちになります。それが現在の自分のジレンマですし、今後そこからどうやって、もう一歩治療者として踏み出していくかというのが、現在の自分に対する問いかけだと思っています。

「富嶽百景」

下坂　家族全員が問題であるという考え方は別におかしくはないのでしょう。問題というのは、まさに問われるべき大きな課題です。われわれが日本語で問題というときは、とかくネガティブな意味をつけるから危険なわけで、それを抜いていれば、家族全体が問題で、家族全体が抱えている問題にどのように援助していくかということになると思います。家族が問題だというときには、家族の病理に直結するというマイナスの付加価値をもった見方を、われわれ臨床家はよくしたのではないでしょうか。

それから、患者さんのご両親、ご兄弟のそれぞれが見る患者像と、私たちの見る患者像が大きくずれているということですが、私は、ずれてはいるのですが、それぞれに正しいと思います。たとえば、「群盲象を評す」で、彼らのそれぞれがさわった象の特徴は間違いではありません。しかしご家族全体を応援するときになると、いわば象が全部見えるとはいえませんが、だいたいは見えてくることになると思います。

ご家族のありさまも「富嶽百景」のようなもので、患者、そのほかのご家族、われわれとそれぞれ少しずつ異なって見える。それを総合して見ていくのがわれわれの役割でしょう。全体を合わせて富士の何分の一かが見えてくるというかたちです。

私は必ずしも治療といわなくても、まずはご家族と会わなければならないと思います。ご家族のありさまを本当にまるごとつかまえることは不可能だとは思いますが、それにいちばん近くやれる方法は、できるだけ多くのご家族と会うということです。そうすると、個人だけを相手にしていてはわからなかった親しい局面がどんどん開けてくるということだろうと思います。

いま現在はどういうお考えでやっていらっしゃいますか。

渋沢　いまはケース・バイ・ケースといった感じです。こういう問題は家族全員を治療に導入するほうが向いているのではないかとか、この人は個人でしばらく会ったほうがいいのではないかとか。もちろん、最初は家族に来てもらったり、配偶者に来てもらうことがずいぶんありますが、必ずしも家族全員の治療は必要ないと思うケースもあります。ですから、自分は「家族療法家」というより、「家族療法をやる治療者」だと考えています。

下坂　療法家というよりは「家族療法をやる治療者」ですね。

渋沢　「家族療法もやる治療者」です。

下坂　それでは楢林先生、お願いいします。

地域精神医療の中で——中間項としての家族

楢林　私もアイデンティティは精神科医というところにあって、自分を家族療法家とはあまり考えたことがありません。家族療法を大幅に取り入れて日常の診療にあたっている精神科医だと自分では思っています。

学生時代にそもそも私が精神医療に遭遇した最初の入り口は、家族会の運動でした。当時私は北海道におりました。そこで「ロボトミー裁判」と呼ばれた問題が起きまして、その手術をされてしまった方の家族を支援するボランティアとして、ずっと家族会議に参加していました。ですから、むしろ最初に家族がいたという経験であったように思います。

こうして、伝統的な精神医学とか、大学の中でできあがってきた一つの学問に対して距離をとって、批判的になってきたというところがありました。卒業してからも、だいたいそれに沿っていままで来ているというところがあります。

患者さん、とくに精神分裂病の患者さんを、どういう視点で理解するかということは、精神科医になった時点から同僚などとよく話をしていました。できるだけ個人にとらわれないで、もっと社会・文化的な文脈の中で患者さんや精神分裂病というものを見てみようと考えていた同僚が周りにたくさんいましたので、そうした問題意識がずっとあったわけです。

いま滋賀県で臨床をしていますが、伝統的なイエの価値規範の中で、嫁の立場に拘束されてきた女性の方が、いろいろなかたちで反応を起こして、精神的な危機に陥ったり、村の人間関係の中で、精神的な危機に陥って発病していくなどというケースをたくさん見ました。

ただ、その中で個人が病気になっていくということと、社会・文化的な背景をいきなりくっつけるのは無理があります。なるほど、そうかもしれないという記述はできるのですが、そこで患者さんが発病していくもっと具体的なリアルなプロセスがあるに違いない。しかもそれは、患者さんを取り巻く近いところの家族のような人間関係や、身の回りの葛藤の中で患者さんが傷ついたり、挫折していく、そういうところを、うまく理解して働きかけていけるような方法がないだろうかということが、ずっと問題意識としてありました。つまり、個人と社会との間にある家族のあたりが空白として空いていた、それをどう理解するかということが欠けていたということがあったと思います。

実際に私たちは、一〇年前に滋賀県を中心に一つのグループとして病院といくつか診療所を作ったのですが、そのときに地域精神医療ということを念頭に置いていました。先ほど渋沢さんがおっしゃったように、ケース・ワーク的な仕事が当時の私たちの仕事のかなりの部分を占めていました。病院から外に出ていって、地域の中でいろいろな援助をする。患者さんの社会復帰にしてもそうですし、地域の中で病気になり、医療機関にかかるまでの大変な時期にうまく介入していって、医療を受けられるようにしていくということなどで、ずいぶんと知恵をしぼっていた時期があります。
そこでは当然、家族とどうやって協力関係を作っていくかということは、切実な問題でしたし、同時に社会復帰していったあとの家族をどう支えるかということも、かなり大きな問題でした。

家族への有効なアプローチに悩む

檜林　治療の具体的な内容をいま振り返ってみますと、やはり患者さん個人の側から家族を見ていたことが多かったように思います。先ほど中村先生がおっしゃったように、患者さんにあまりにも接近しすぎると、どうしても家族を悪く見てしまうという傾向はあったと思います。

こんなに一所懸命やって患者さんがよくなったのに、家族は全然わかってくれないなどと思ってしまったり、せっかくよくなって家に帰すのに、家族は患者さんがよくなったことを認めないで家に帰ったら責めるというように見えてしまう。どうしても家族の方にネガティブな気持ちを持ってしまった時期はあったと思います。

家族にどうアプローチしていったらそういうことが変えられて、退院したあとも患者さんが安定してうまくやっていけるのか。とくに登校拒否など思春期のケースがだんだん増えてくるにつれて、家族と一緒に話をしないと、どうにもラチがあかない、子どもだけではなかなか治療が先にすすまないという経験をずいぶんしました。食欲不振症や思春期のボーダーラインの患者さんなどもそうですが。

患者さんは多くの場合、家族との関係ですごく悩んでいる。患者さん個人だけを援助していっても、なかなか症状が変わっていかないという体験をしましたし、同時に治療者の知らないところで、家族と患者さんの関係が変わっていって、気がついたらずいぶん症状が変わっていく体験もしました。もっと家族に対して有効にアプローチしていけるような方法はないだろうかと、あれこれと迷っていた時期があります。

「目からウロコが落ちる」

楢林 そういうときに、大阪の松田孝治先生のところに、年に二回、アメリカのメニンガークリニックからマンデルバウムという先生が来られて、家族療法のワーク・ショップをされていることをたまたま知って、二回目くらいから参加させていただいたのです。その中で目からウロコが落ちるような経験をしたことを覚えています。

そこで言われていたのは、システミックにものを見なさいということでした。当時は、まだシステム論というのはなんのことか具体的にはまったくわからなかったのですが、こんなかたちで家族にアプローチしていけるのかと強いインパクトを受けました。以後、毎回参加させていただいて、少しずつ勉強していきました。

それと同時に、私にとって大きなインパクトとなったのは、いまは山口県の病院におられる東豊先生という方が、大阪におられたとき、私が家族療法をお願いした中学生の強迫神経症の男の子を、短期間でよくしてしまったことです。どうしてこんなことができるのだろうと思い、非常にショックを受けたわけです。家族療法というのは、やはりそれだけのインパクトがあるのだということをすごく思いました。自分なりになんとか取り組んでいかなければならないということを、そのとき、強く思ったわけです。

それからいろいろ同僚たちと勉強して、いまから三年前、病院で家族療法のチームを作って、いよいよ本格的に取り組むということになりました。当時はまだ手探りの状況でしたので、東先生に一年間、スーパーバイザーとして病院に来てもらい、一緒にセッションを見てもらったりしました。具体的にいろいろなケースを経験していって、その中で鍛えられたというのが正直なところです。

家族療法をやっていって、いちばんいいところだと思ったのは、家族をポジティブに見ることを教えられたことだと思います。従来の家族の病理、家族の問題というかたちで見てしまうと、どうしても家族に対するネガティブな目をもってしまうのですが、家族というのは、ポジティブに見たときに変わっていきます。そう見ていかないと、家族はなかなか治療者を受け入れてくれません。同時に、こちらの言うことが伝わらないというところがあると思いました。

もう一つは、家族療法「家」というと、ふつうは基本的に個人、一人の人間がなっていくという発想があると思います。私たちの場合は病院を運営していますので、病院の中で家族療法的な治療チームを作る。病院として家族療法的なかかわりを、どうやって患者さんや家族にしていくかということが、もう一つのテーマとして出てきました。いわば病院を家族療法的にして出てきたわけです。

個人が家族療法家になっていくプロセスと、病院という一つのシステム自体が、家族療法的というか、自覚的にシステムとして治療チームになっていくという動きが同時にあり、いまに至っていいるという気がします。

家族の苦しみを受け入れて家族の力を信頼する

下坂　私が精神科医としての歴史がいちばん長いと思いますが、私が一貫して応援してきたのは、摂食障害と呼ばれる方々です。食事ノイローゼといっていいでしょうか。

たいてい女性の方ですが、食べない場合は、親御さんは娘さんが死んでしまうのではないかと心配するわけです。最近多い過食嘔吐というかたちになりますと、とても行儀が悪くてはずかしい、人間以下になってしまったとか、自分の意思でなんとかなりそうなものなのに、食べて吐いている。それから、冷蔵庫をすぐカラにされてしまうので、一家の経済がたまらないなどというかたちで、食べない場合も、食べすぎの場合も、ご家族の心痛はただならぬものがあるわけです。

そういう事態に、私は最初から直面せざるをえないはめになりました。それに対して二つの見方があったと思います。一つは、そういう障害を起こさせる一つの条件としての家族の不自然なあり方に注目する病因論的な見方と、もう一つは、現実にいま困っている家族を応援しなければならないという見方です。

若い頃は、みなさん方がおっしゃったことと同じように、前者のほうに、主に目がいっていました。ところが治療者としてある場合は、後者のほう、現実に食事ノイローゼの患者さんを抱えたご家族の塗炭の苦しみをまず受け入れていかなければいけない。どの家族もわが子がよかれと思って最善をつくしていた、むしろある意味では最善をつくしすぎていたご家族が多い。食事ノイローゼの患者のご家族は、生真面目なご家族が多いのです。一所懸命すぎて病気にさせたかもしれません。そのへんの一所懸命のところを汲んでいく。先ほど楢林さんがおっしゃった家族をポジティブに見るということは、なにも治療の方便ではなく、当然のことだろうと思います。当然ポジティブにみるという姿勢が出てきます。

それとわれわれ治療者がやれることはどういうことだろうと考えますと、私の場合に限定して言えば、患者さんに週に一回、四、五〇分会うとか、ご家族と会うときでも、せいぜい一時間半の短い時間です。それ以外は、患者さんとご家族が絶えず一緒にいる、二四時間いるわけです。ご家族の二四時間の援助というものは並のものではありません。

ご家族をポジティブに見るという見方が出てきますと、自然とご家族の中に患者さんを支え、患者さんを回復させる力が必ずあるはずだということが会得されます。ご家族のもっている患者さんへの庇護機能といいますか、患者さんを健康に導く力を信頼するわけです。そこを信頼して、そういう力を発揮しやすいように、あれこれ工夫するということでやっています。

やっかいな「療法」という言葉

下坂　私は家族療法学会にすすんで参加しましたが、最初から、家族療法という言葉にはいささか抵抗を感じていました。日本語で「療法」という場合に問題が起こるんです。外国語のセラピーというのは、元来はケアとか奉仕、サービスなどというもう少し軽い意味もあるのではないかと思います。日本語の「療法」というのは、かなり医学寄りの言葉です。家族療法という言葉が定着しましたが、私がやっている仕事の中味は、ご家族への心理的援助です。むしろ療法という考え方を捨てたほうが、本当に有効な援助ができると思っています。

楢林　家族療法という言葉は、私も大変気になっています。はっきり言って、家族療法ということを家族に説明できないんです。家族療法をしますと言うと、家族は自分たちが治されるんですかと素朴に思うわけです。家族に問題があるから家族を治療しなければいけないなどと家族は受け取ります。そうではないんですと言っても、言葉がそうなっていると、最初から家族を萎縮させてしまうところがあります。

最近、私が家族療法をすすめるときは、「家族療法と言われていますが、実はお父さん、お母さんの力を合わせて子どもさんのために協力していくと、すごく子どもさんがよくなるんです。実際は家族協力療法なんです」という言い方をして来てもらうというかたちをとっています。そういうことを無理して言いながら、もっといい言葉はないのかなとつねづね思っていました。

しかし、なかなかないんですね。英語でファミリー・セラピーと言いますから、日本語に訳すと家族療法になってしまいます。「システムズ・コンサルテーション」と言う方もおられましたが、それも一つの方法かと思っています。というのは、実は家族療法の根幹、いわゆるシステム論的な見方は、たんに家族だけでなく、もっと広がったネットワークにも十分応用していける有効性があると思うからです。

家族療法と言ってしまうと、家族だけを特別にとりあげてやるというイメージが、どうしても先行してしまいます。実際にやっていると、家族だけでなく、学校の先生とも連絡をとったり、地域のキー・パーソンと言われていた人とも連絡をとったりして、もっと総合的に家族を支えていくことが非常に多いわけです。家族療法という言葉は、そういうものを包み込めません。

とくにいま私たちは、滋賀県の教育委員会の嘱託医として、登校拒否をクラスに抱えた生徒を先生がどう援助するかということをコンサルテーションする仕事をこの六年間しています。

そこでは、それこそ先生が家族にどうポジティブにかかわるか、けっして家族を責めないで、家族と一緒に子どもさんの問題を解決していくというかたちをどう作るかということをコンサルトしているわけですが、そうすることで、先生方の行動パターンが変わってゆくというメリットがあります。

家族とのかかわり方

下坂 すでに家族療法との「出会い」とあわせて、若干お話されてきましたが、家族を実際に援助するなかで、気になっていること、苦心されたり、工夫されていることなどをご紹介下さい。

家族は本来観察されることを求めてきてはいない

中村 もともとは、とくにアメリカで、分裂病になるのはどうしてだろうという病因論がありました。アメリカでは、広い意味で環境を問題にする風潮が強く、もしかしたら家族の育て方の問題があるのではないかということで、家族病因論を一時唱えたことがありました。それを日本でも先頭に立ってやっていたのが、井村先生たちのグループだったと思います。

本来は、救うために病気の原因を発見しようということだったのですが、やはり方法論としては、そこでは観察が非常に重要視されることになります。たとえば、いまでも大変にさかんですが、コミュニケーションの歪みに注目して観察していた時期があり、かの有名なダブルバインド・セオリー、二重拘束というコミュニケーションが家族の会話の中にあるということを、子細に検討したりしていました。

もっとシンプルなのは、「分裂病をつくるお母さん」などというすさまじい考え方もありました。私も家族に関心を持ったのは、やはり観察が非常に優先していたという気がします。しかしやがて、やはり実際に援助しなければいけないと思い始めました。治療者としてやっていくためには、研究者、観察者ではどうしようもないのは自明のことです。

そこでふと思ったのですが、「関与しながらの観察」という有名な言葉がありますが、これは非常に不可解な言葉でもあります。つまり、かかわって、そして観察しなさい、あるいは観察とかかわりを同時にしなさいと言っているのでしょうが、両方一緒にするような芸当はおよそできません。しかし、やはりちゃんとかかわることは大事だと思います。

かかわり方は、先ほどの渋沢さんのお話とも関係ありますが、こちらが応援しますよと、やたらに前のめりにかかわるのではなく、いい先生だ、いいセラピストだと家族全員に感じていただけるようなかかわり方をする。先ほど中立性を維持することが非常に大変だと渋沢先生はおっしゃいましたが、意外にそうでもないような気がします。なんとなくいい先生だ、ほっとするという感触だけでもいいと思います。

最初からそういったことをこころがけて家族とかかわると、観察者だけでいたときより、家族が非常に豊かな情報を私に提供してくれるようになったという感じがします。どこに病理があるだろう、どこがおかしいだろう、どこが歪んでいるだろうと思ってみていると、家族はそれこそそういった姿勢の副作用で、たとえば冷たいお母さんになってしまいますし、非常に不自然なコミュニケーションが生じます。

やはりこちらの構え一つで、ご家族の方をポジティブに見ることができるようになる。こんなにいいお母さんだったのか、こんなにつっけんどんだが、あれは心配している一つの表現なのだ、などということが見えるようになってきて、病理、歪みを探していた時期とは、ずいぶん目の前にいる家族が変わったという感触はあります。

下坂　医者の世界でいうと、病理というものがある。どこかの臓器が病んでいるとき、そこにおかしな細胞があるといったような考え方ですが、家族の病理という場合は、病理といわれるものも、ある観点からみると、家族が新たな展開をするための大事な箇所なんです。そこでは、病理と正常化の理が表裏でくっついており、二重構造になっている。そこを見抜くことが大事だろうと私は思っています。

いま中立性の問題が出ましたが、渋沢さんのほうからなにかありますか。

家族を支援することと中立性

渋沢　いまおっしゃっていることに反論する意味ではないのですが、家族を助けていくためには、ときとして家族の力動の中でどこが歪んでいるかを見きわめなければいけないことがあります。そのとき家族を安心させようと思いすぎてしまうと、問題のある力動の箇所が見えなくなってしまうことがないでしょうか。家族を大事にしないという意味ではありません。ときとしては、いまなにが起きているのかをきびしい目で見るといった鋭い観察も必要だと思います。「お困りですね、大変ですね」と言うだけでは、動きがとれない場合もあるわけです。そういう意味で、援助というのはどういうことかということになってしまいますが……。

楢林　中立性の話がでましたが、かつての私は、それこそ家族の一員になるくらいまで接近していって、家族の中で自分が動き回るということに、力まかせになっていた時期がありました。いまで言えば、かなり直接的なアプローチをしていたとも思うのですが。うまくいっているときはそれでもよいのですが、逆に一緒に泥沼に入ってしまうようなときもあり、非常に苦い経験をしたこともあります。

けれども私の場合ですと、分裂病など重症のケースは、一歩踏み込むことが大きな治療的要素になっているような気がします。

また、先ほど渋沢さんが言われたことにかんして言うと、たぶん問題解決志向ということなのかなと思って聞いていました。ケース・ワーク的な、病院から一歩外に出て、患者さんの生活の密着したところで、いろいろな問題を扱っていると、どうしても問題解決的な志向は強くなってくると思います。
家族療法――システムズ・アプローチとも私は呼んでいますが――のいちばん有効な領域は、一つの問題を解決していくという場面です。いわゆる医学的なモデルでいうところの、病因を除去するようなアプローチとして見ると、とくに分裂病のケースの場合は、家族療法は一定の限界があると思いますし、それだけで治ることはありえないと思います。しかし、分裂病の患者さんが抱えているとりあえずの問題を解決するときに、そういうアプローチをとって、家族に協力してもらいながら解決していくかたちをとることで、そのときそのときの問題がうまく解決していけるという印象は強く持っています。

下坂　家族を援助するというとき、それは家族に親切にするとか、「つらかったでしょうね」と言うこととはまず無縁です。先ほど渋沢さんのお話にありましたが、家族の何人かが来ると、それぞれまったく違ったイメージを各人について述べるということが、私はポイントだと思います。各人のとらえ方、見え方、家族各成員がそれぞれそれをどうとらえているか。その見え方をきっちりと彼らが言うままに確認していくというのが援助の第一歩だと思います。それは観察でもなく、関与でもありません。要するに、彼らが言っている言い分を、そっくりそのまま受け止める作業だと思います。言ってみれば、患者さんも家族も含めて、彼らが如実に経験していることをそのまま受け止めていくことを私は大事にしています。それが援助の基本だろうと思っております。

家族間の言い分のズレとどうかかわるか

渋沢　下坂先生の「常識的家族療法」という論文を読んで思ったのは、家族の一人ひとりの意見をきちんと確認していく、言い分をそっくりそのまま受け入れるということは、先生がおっしゃるとたやすく聞こえますが、実はそれができるためには、治療者としての力量というのも非常に重要ではないかということでした。すべてをコンティン（受容）できる、そしてこの部分がずれているということを、自分の頭の中でわかっていて、これからの治療にどうやって導入していくかということを考えながら、しかもずれていますよ、おかしいではないですかという姿勢をみせないわけですね。

下坂　お父さんの言い分はこうで、お母さんの言い分はこうですから、ここがずれていますということは、むしろ言語化しています。

渋沢　ただ、「あなたは間違っています」という言い方ではないわけですね。

下坂　まったくそこに価値づけをしないで、ニュートラルにそういうずれがありますと言うだけです。

渋沢　それができるには、訓練と経験が必要だと思います。

中村　下坂先生のご意見は、来談家族中心療法というようにみえるのですが、来談した家族が五人いたら、五人五様のそれぞれの病因論を十分に語ってもらう。それについてセラピストが違いを言う。しかし、それを指摘する場合、先生は善し悪しの判断をたな上げした、かなり広いコンストラクション、枠組みからなさっているのだと思います。

私の初歩の段階では、こちらが既知とされていた病因論を仮説としてもって面接に入ってしまうわけです。そういうときに家族一人ずつ聞いていっても、家族一人ひとりの持つ病因に対するコンストラクションが十分引き出せないといううらみが大いにあったと思います。

下坂　あらかじめの続みをもって臨む場合と、読みも何もないままで臨むときとがあります。読みがないという場合、見せかけの読みでいくこともあるのでしょうが、私には、やはりどちらかというと読みはあるわけです。食事ノイローゼにかんしてはたくさん見ていますから、あるパターンというのは頭の中に入っています。入ってしまったところで、読みはないというかたちで入っていけるわけです。確かに、渋沢さんがおっしゃったように、臨床経験が役に立っていると思います。

「治らない病気」へのスタンス

中村　先ほどの中立性の話に戻ってしまうのですが、ソーシャル・ワーカーというのは、渋沢先生とときどき話をして、アメリカでは大変なケースを援助していたんだなと思いました。

その根底には、社会が問題で、うまくやっていけない人たちがかわいそうだ、援助しなければならないという気持ちというかフィロソフィがあるようです。私の勝手な想像ですが、それがソーシャル・ワーカーとしてのアイデンティティを奮い立たせるのではないでしょうか。しかし一方で、のめり込むことの怖さ、そして反対に〝システミック〟に考えて冷たくつきはなすことの怖さなどが出てくるのだろうと思います。

私の場合は、先ほど申し上げたように、患者さんを救うためにという気持ちではあるのですが、研究者、観察者に徹してしまった時期が長かったような気がします。ソーシャル・ワーカーたちには、本来、そういったアイデンティティがあるのを知って、ショックを受けました。やはり家族は苦しんでおり、援助を求めているのだという、当たり前の認識がうすれている自分に気づかされました。なんでもかんでも動いてくれるいい先生、困れば二四時間応援してくれるいい先生と家族に思ってもらおうなどとは思いませんが、しかし、「あなたたちのことを本当に心配していますよ」とか、「とてもつらいでしょうね」とか、「長年この問題をみなさんで解決しようとして苦労してきたわけですね」など、下坂先生の姿勢とはちょっと違うかもしれませんが、ベーシックなレベルでの共感性を大事にしてきてはいます。

渋沢　ある精神科医の先生にスーパービジョンを受けていますが、その先生によく言われることがあります。それは、医者は治らない病気があることをいやというほど経験している。しかし、パラメディカルの人は治らない病気を理解していない。だから治さなければいけないという思い込みが強いということです。

なるほど、思い込みというのはパラメディカルの人のほうが強いかもしれないと思いながら、いま中村先生のおっしゃることをうかがっていました。どこかであきらめられないというか、絶対によくしたいという気持ちが強いように思います。

下坂　医者の中でも家族へのアプローチを考える人は、やはり絶対にあきらめないところがあるのではないでしょうか。ですから、治らない病気があるという認識がある場合、治らない病気を抱えたご家族を、本人も含めてどう応援していくかというのが、たとえば、楢林先生の病院の一課題なのだろうと私は思っています。
家族への援助のよさは、これは精神科に限らないと思いますが、いわゆる不治の病といわれるものに対して、唯一とはいわないまでも、きわめて有力な応援方法で、とても希望の多い領域だということではないでしょうか。

「治療」の呪縛からの自由

下坂 治療という言葉のもつワナに治療者がひっかかってしまっている面が多すぎるのではないでしょうか。それがあるものですから、逆に家族に会うのは気が重かったりする。どこまでも個人療法でいくという方には、そのきらいがあるという気がします。

楢林 最近自分でも変わってきたと思うのですが、家族療法を始めて三年ちょっとですが、つい最近までは、やはりなにかしなければいけないという強迫観念がありました。ここでたいした変化もなしにセッションが終わったら、なにか家族に悪いことをしたような気になるというところがあったと思います。
しかし最近は、治るときは家族は自分で治ってくれるから待っていたらいいという気持ちが出てきました。そういう意味では、ちょっとゆとりが出てきたかなという感じを持つことがあります。

中村 私も同感です。楢林先生が最初におっしゃったように、家族になにかをする「家族療法家」と思われるのがいやだというところがあります。

楢林 アイデンティティをそこにはあえて置いていないということですね。

中村　「○○療法」とつくことの副作用というのは、下坂先生がおっしゃったようにすごく大きいと思います。

下坂　しかし、つけられてしまう状況はあるのですから、つけられても、あまりはずかしがらないことも必要でしょうね。

輸入療法を消化する

中村　いわゆる家族療法というのは輸入療法で、日本で育ったわけではありません。しかし、輸入のしかたのせいもあって、いろいろな格好のいい、パッと劇的に変わるようなセッションとか介入とか、およそいままでの個人療法では考えられなかったような、バラエティに富み、ショー・アップしたような介入が家族療法だと思いがちです。しかも、自分も家族療法家であると思うと、セッションの中でなにかヤマ場をつくったり、ある指示を出したり、なにかいいことを言ってやろうとするなど、かなり無理が出てきます。

そういう時期の治療というのは、うまくいっていないというか、噛み合わないという感じがあります。もしかしたらご家族のほうが、なんだか変な先生だから治ったふりをしてやめてしまおうなどというケースもあったのではないかと思います。

楢林　家族療法は、ちょっと行きづまっている治療者の期待をあおるように、こんな万能ないい療法がありますよ、という感じでドッと入ってきた。しかもそのやり方は、こういう変わったことをすればこんなに簡単に家族は変わるんですよ、という感じの宣伝をされてきました。そのため根底にある家族自体の本当の解決能力を高めることへの注意が、ずいぶん薄れてきたのではないかと思います。

日本でいわゆる家族療法家というと、家族療法だけで生活をしている人という定義が私にはあります。そういう人は日本でごくわずかしかいませんが、少数ながらすごくいい治療家はいます。そういう人たちのセッションを見ていると、すごく家族もポジティブですし、ときには変わった介入もしますが、けっして無理ではないんです。家族にとっては、非常に自然な流れとして指示や課題が与えられていく。それを見ると、さすがだなと思うことは多いです。

これはマスコミの責任もあると思いますが、家族療法はマスコミ・ベースで入ってきたというところがありますので、ほかとの違いだけが強調されて入ってきてしまった。ですから、違うことをしなければいけないという強迫観念が、家族療法を学び出した当初は私の中にもありました。

中村　○○療法というかたちで社会に市民権を得るためには、初めはある程度しかたなかったのだと思います。アメリカでも家族療法と名乗りをあげたときは同じことがありました。この座談会は家族療法が有用であるという話をしなければいけないようですが、実際のところは、目先の改善を求めず長く応援したほうがいいケースとか、むしろ家族療法であることのマイナスもあるかもしれないなど、家族療法を長くやってみると、そういった認識がだんだん出てきているという感じがします。

下坂　家族と会うことのマイナスが本当によく読めるというのは、家族療法ということをよくわきまえた人でないとできないわけです。個人療法だけやっている人には読めません。このケースはもう個人療法に切り替えて家族には会わないほうがいいという読みが正しくできないんです。

先ほど私が家族の援助と申し上げたのは、控えめに言うと、家族が不安や言い分を吐露することができた。叱られないですんでよかったねという感じで、いろいろなことが言えて、風通しがよくなったというかたちだけで、それはセラピーである必要はないと思います。家族が、少なくともお医者さんにけんつくを食わないでいろいろ言えて、ほっとして肩を並べて帰る。最初の段階はそれだけで十分にいいだろうと思います。

そのへんの基本的なものを飛ばして家族療法の理論をバーッと輸入してきたから、家族が面食らって途方にくれるようなことが、かつてあったかもしれません。

私の印象にのこる一事例

下坂　これまでのみなさん方の経験の中から、患者を含めたご家族の援助が本当にうまくいったというケースを一つずつ簡単にご披露していただければと思います。

家族の力を思い知らされた事例

楢林　私にとっても病院にとっても、貴重な経験を与えてくれたケースがありました。非常に大変なケースだったんです。ボーダーラインの女性の方で、ほかの病院を転々としてきて、しばしば自傷行為や放火をして病院に入るということを繰り返したのですが、私たちの病院に来られたときも、病院の中でのアクティング・アウトが続きました。退院までに一年かかったのですが、一時期病棟スタッフ全体が焼え尽きかけるという、かなり危機的な状況を迎えたこともありました。

本当に手づまり状況に陥りました。家族療法を始めたばかりで、まだ私もそれほど力量がなかったということもありますが、なかなか有効な援助ができない。最終的にいちばん反省したことは、家族療法と言いながら、やはりどこかで家族を責めていたな、ということです。

そこで家族の力を信じ、家族をポジティブに見て、皆で協力して患者さんのためにやっていくというかたちを作れないだろうかということを考えて、少しアプローチのしかたを変えました。具体的にどういうことをしたかというと、それまでは病棟に患者さんを置いて、外来の部門に家族を呼んでそこでセッションをするということで、家族と患者さんを切り離しながら家族療法をするという、このケースにとってはかなり無理なかたちを改めて、病棟の中に家族に来てもらって、治療チームと一緒に応援してもらうことを始めました。それでようやく患者さんが安定してきて、アクティング・アウトも減って、退院することができたというケースがありました。

そのときに家族の本当の力はすごいものだということをつくづく感じたんです。それまで家族の力をなぜそこまで引き出せなかったのかというと、家族療法といいながら、やはり家族に原因があるのではないかという見方をずっとしていて、そのため家族がどんどん萎縮して力を発揮できなかった。セッションのときには家族はうつむいてばかりいる。いまから思えばなにをやっていたんだと思うのですが、治療者自身もかなりパワー・ダウンしていましたので、なかなかそういう状況を切り抜けられないということもあったと思います。

結局、治療者自身が方針を切り替えるとき、病棟の中でそれこそシステミックな動きがありました。私自身がずいぶん皆から批判をされるということもありましたが、そこで治療者が頑張らないと、家族にも本当に頑張ってもらえないということも強く経験しました。家族だけが変わったのではなく、実は私自身がそこでずいぶん変わったのだということをあとで思いました。家族の力を信じることの大切さを、身にしみて教えられたケースでした。

両親の変化でしなやかにファミリーダンス

中村　楢林さんのケースとかなり似ているかもしれません。私が前にいた病院に入院していた青年で、ボーダーラインで、家庭内暴力・醜形恐怖のようなものがありました。彼の暴力で家中の襖もめちゃくちゃ、ドアというドアは蹴飛ばされてないというような青年だったんです。

家族とお会いして、その方はお兄さんがいましたから四人暮らしでしたが、おたがい信頼して安心しながら暮らせるにはどうしたらいいかということを、一緒に取り組んでいきましょうということで始めたケースでした。

三年くらいの経過でともにセッションを重ねていましたが、最初の見立てとしては、彼が小さいときにお父さんが全然関与してくれなかったという恨みをお母さんがもっていて、彼がアクト・アウトというか、代表して「親父こっちを向け」という感じで大暴れしているようにみえました。しかもお母さんにも暴力をふるう。お母さんは「こんなにひどい目にあって」と、お父さんを間接的に恨むといううしがらみがずっとあるようなケースでした。

要するに三人三様に、原因を探ろうとしている。お母さんのほうは、簡単にいうとお父さんが悪いというし、お父さんのほうは、いつまでもおまえが息子にかかわっているのがいけないという。息子さんは、これは決定的な言葉だったのですが、「どうしておまえたちはオレを生んだんだ。子どもは親を選べないという悲劇をどうしてくれる」と言っては、生きてきたことの恨みをバンバンぶつけるという、さんざんな波があったケースでした。

このケースの場合、この青年はあんな面接は意味がないといって、面接室の中で大暴れしてその後来なくなってしまったんです。それでしかたなくということになってしまいますが、ご両親とお会いして、ご両親のいままでの苦労の歴史をずいぶん時間を費やして聞いていったわけです。

その中で、夫婦のおたがい満足されないものや葛藤、恨みなどが、ご両親の生まれ育った家族に源を発しており、それが二人の結婚のスタートにかなりむずかしい影を落としていたという認識を共有しました。そのうちご夫婦の間の壁がだんだん溶けてきて、ご夫婦の関係がよくなっていきました。

不思議なことに、そうなると今度は、大暴れする青年が面接にまた興味を示して、入ってくるようになりました。そのあとはとんとん拍子で経過がよくて、彼はいまあるところで立派に働いております。

もう一つ非常に不思議なことなのですが、あんな息子なんかいなければいいとか、あんな親なんか死んでしまえとか言っていたご家族が、いざ彼が社会に出るとなると、子はかすがいといいますが、かすがいを失ったように両親が途方にくれる時期もあったりしました。しかし、両親はいまは立ち直っています。そういった経過を経た治療でした。

私はあれやこれや技法を駆使しようかとか、これはどうか、あれはどうかと思ったこともありました。しかし最終的になにがよかったんだろうと思うと、下坂先生がいわれた三人三様の苦労をこちらが受け止めようという、基本的に一貫した姿勢があったことだろうと思います。それから、先ほど楢林先生が、家族には自分で治る力、本来持っている力があるのだとおっしゃっていましたが、このケースなどはまさにそうです。

バーンと大暴れして面接室を出ていった息子さんの行動が非常におもしろいのは、「おまえたちなんとかしろ」ということを、言語化はしませんが、言いたかったような気がするんです。しかたなくご両親だけの面接になったわけですが、そういうアレンジも、患者さんだった青年が、ご夫婦の面接をするように、われわれにメッセージを託したような気がします。

それがある程度うまくいったところで、これも暗々裡に息子さんが入ってきた。こちらがご両親とだけ会おうかとか、今日は息子さんとだけ会おう、今日は全員と会おうなどと、あまり操作的に介入しないで、面接のアレンジも自然にできたという意味では、家族療法でよく使う言葉のファミリー・ダンス、家族が一緒にダンスをしていて、ステップがだんだん合ってくると、家族は自然にくっついたり、離れたり、うまくアレンジして踊ってくれるようなパワーがあるのだと思ったケースです。

父親の不安を取り除いて面談しない患者が治ったケース

渋沢　下坂先生が、あまり治療、治療と気負わないほうがいいですよと言われて、それで思い浮かんだケースがあります。二四歳くらいのお嬢さんなのですが、彼女は中学受験をきっかけに両親といろいろ問題を持ち始めました。両親は受験勉強、受験勉強とプレッシャーをかけていたので、彼女は中学と高校で登校拒否を繰り返し、大学も中退してしまい、二年間ほとんど家を出ないという状況でした。

お父さんが私のところに相談に来たときに、私はそのお嬢さんを連れてきてくださいと言ったのですが、お父さんは、絶対来ないだろう、自分がここに来ていることも娘には知らせたくないとおっしゃる。本人が来ないので、こちらはあまり気負えない部分がありました。

そのあとは、ずっとお父さんとお母さんにアプローチしながらみていたケースなのですが、お父さんのほうで自分一人で来たいとおっしゃって、自分のいままでの父親としての問題などを語り始めるようになりました。私のほうではこうじゃないですか、ああじゃないですかということはあまり言いませんでした。お父さんのほうで自分自身の洞察が深まっていったという感じだったんです。

私は、お嬢さんが来ないということがありましたが、ご両親が家で彼女にどう接したらいいかというような助言はしていました。そしてお母さんがお嬢さんのとっていた行動にかんする情報を毎週メモにとって、お父さんがそれを私に伝えるというかたちでやっていました。

結局、一年半後にお嬢さんが急に自分で仕事を見つけ、会社に入って働くようになったというケースなのですが、これが本当に家族に対する援助かつ治療だなと思ったのは、父親の不安を取り除くことの重要性を実感したからです。父親が娘さんの中学受験の頃から、受験、受験と言っていたために、娘がもしかしたら一生家から出られなくなってしまうのではないか、そういう娘に育ててしまったのではないかという罪悪感がだんだんとれてきて、お父さん自身少しずつ自信がついてきた。それによって、家族の中の雰囲気が変わったのではないかという気がしました。やはり家族のもっている治癒力、家族の一員が変わるとほかのメンバーにも影響するということを非常に感じたケースでした。

父親との微妙な会話によって不登校がすんなり治った男の子

下坂　この特別企画［「家族を援助する」を指す］の執筆者の一人である石川元先生が、「家族療法というのは、安い、早い、うまい吉野屋の牛丼」ということをおっしゃったことがあります。その頃の私は、治療は、「のろい、長い、お金がかかる」と思っていたものですから、半信半疑、本当かなと思って聞いていました。それが案外本当の場合もあると思えた体験があります。軽い例だったのでしょうが、それをご紹介したいと思います。

高校生の登校拒否ですが、長い間登校拒否をしており、ある臨床の上手な良心的な精神科医が個人療法を続けていました。その先生からどうも無気力だし、場合によっては破瓜病かもしれないという疑いもある、しかし本人のお父さんが精神療法を希望しているのでよろしくという紹介があったのです。私はその頃家族への応援にだいぶ熱中していましたから、ご本人の精神療法というよりは、ご本人を含めて、お父さん、お母さんにも来てくださいという要請をしたんです。

お父さんが先に乗り込んでいらして、それから、本人、お母さんがいらっしゃいました。ご本人は青ざめた、白茶けた顔をしていらしたが、お父さんは赤ら顔のでっぷりした方で、エネルギッシュな感じがしました。お父さんは、ある大学の先生をなさっていて、啓蒙的なご著書もあり、入ってくるなり、お書きになったものを私にくださったんです。私はていねいにいただいて、それをパラパラめくらしてもらいました。私の専門領域と全然違うものですが、大変貴重な啓蒙書で役立たせていただきますという話をしたんです。

そのやりとりのあと、ご本人と少し話をしまして、「あなたはどういう人になりたいのですか」と聞いたところ、顔の青ざめた、皮膚の乾燥したような少年が「将来大物になりたい、田中角栄のような大物になりたい」とおっしゃるわけです。そこで私は、「お父さんも大物でしょ」と言いましたら、「お父さんは大物なんかじゃない」と言うんです。「でも大物、中物、小物と分けるとどうですか」とたずねたら、「中物くらいかな」と言いました。私の頭の中には、お父さんは大物というイメージがありましたが、お子さんが「中物」と言ったら、お父さんがすごくうれしそうな顔をしたんです。

その第一回のセッションが終わって、第二回目にやはりお父さんと本人とお母さんが来たのですが、本人がだいぶ明るくなっている。お父さんも元気がいい。本人は、「お父さんと同じ方面の学問をやる」と言い出したというわけです。「そうですか、でもそういう勉強はなかなか大変なんでしょうね」とか、「お父さんもたくさん勉強なさって、あなたもこれから勉強するわけですね」といった話をしました。そして三回目から登校し始めたわけです。

これはやはりお父さんのふるまいをポジティブにみたのだと思います。たとえば精神分析一本ヤリの人だったら、人によっては、お父さんは自己愛人格障害のある人で困ったおじさんであるという見方をしたかもしれません。しかし、そのお父さんがいらして、私はこれだけのこともしているんですよと教えてくれた。これだけいろいろ努力したが、いま息子が足踏みして困っているんだというメッセージを私にくださったのだと思ったわけです。

ですから、お父さんの著書も大事にみさせていただいたし、そのお父さんが実際大物にみえましたから、本人が大物をめざすと言ったとき、お父さんと結びつけたんです。お父さんはとてもうれしそうだった。そこで理屈をつければ、なにか父と息子との間にある交感的な感情が流れた。もっと大きくいえば、その子のアイデンティティが一瞬にしてできあがるということはないかもしれませんが、お父さん路線を行こうという男の子としてのアイデンティティができあがるような素地が、そのときつくられたのかもしれません。それで一挙に学校に行くようになった。

家族面接というのは、石川先生がおっしゃるようなこともあるんだなということを経験した一例です。

おわりに――自立からの解放

下坂　最後に、いまのケースについてとくにご感想があれば、お聞かせください。

親と子の自己形成のズレ

中村　下坂先生のいまのケースで、実際、家族というのは、子どもさんが生まれてから長年ずっと一緒に住んでいる。ほかのだれよりも長くつきあっていることが多い。そうするとやはりお父さん似、お母さん似というのは、私たちから見て、一目瞭然というのがあると思います。

しかし、彼らは絶対に認めない。親にそっくりなのに、子は「あんな親父、とんでもない」とか言い、一方、お父さんのほうは「なぜオレに似ないんだ」などと言う。しかし、面接が成功裡にはこぶときは、おたがい照れながらですが、似たところを認め合うという現象が起こるような気がします。たぶん先生の臨床経験の中で、お母さん似、お父さん似ということを、丹念にそれぞれの考えに照らし合わせてお聞きになっているという方法があるからだと思います。そのへんについてもう少しお話をお聞きしたいと思います。

下坂　いまの青年期の障害を持っている人たちは、別の見方をすれば、やはりアイデンティティ・ディスオーダーであるといえると思います。そして困っている患者さんの側からいえば、親とは違った路線でいきたいという気持ち、あるいは親路線でいきたかったが、力が及ばなかったなどということがあると思います。

親のほうは、親路線でいってほしいが、いってくれない。あるいは親はみじめだったから、親と違う路線で、エリートコースをいってくれという思惑がはずれたといったことがありますが、実際は親子ですから、まことに似ているわけです。

ですから、おたがいに無理な自己形成をめがけて走っており、それでぶつかりあっている。そのへんに「まあまあ」と水をさす意味で、お父さん、お母さん、患者さん、ほかの兄弟に似ているところ、似ていないところをゆっくり話していく。それを通して、今度は似たところは似たところ、違ったところは違ったところと、もっと平静な気持ちで受け止められるようになる。それで無理な自己形成をめがける、あるいは無理な自己形成に向かって親から駆り立てられるという意識が減るのではないでしょうか。

個人療法では、患者さんがめざしているところに、ときには治療者がそうだそうだと肩入れをしてしまって、場合によっては、無理な尻叩きをしてしまう。ウィニコットのいわゆる偽の自己、見せかけの自己のほうに治療者が肩入れをして、いつまでたっても落ち着かない。患者は駆り立てられ、親といつまでたっても対立しているという構図ができやすいと思っています。

自立病を超えて

楢林　前に下坂先生とお話をしていたとき、アノレクシア（摂食障害）の患者さんに自立なんて言ってはいけませんよと言われていましたね。あれを聞いたとき、下坂先生もそう思っておられるのかと思って、安心したことがありました。それ以来さらに加速されたのかもしれませんが、最近はほとんど患者さんに自立なんていうことを言わずに、セッションに臨んでいるという感じがあります。

自立がいいこと、ある意味で教条主義的に、治療者がそれに駆り立てられていくという副作用がずいぶんあったように思います。そうではなく、無理なく自然にやればいいんだというスタイルの治療を、どうやっていけるかというところが大きな課題なのだと思いました。そういう感じで接していけば、こちらも楽に家族や患者さんと会っていけるということもあります。私にはすごく印象的なことでした。

下坂　登校拒否とか摂食障害は、別名自立病と名前をつけていいくらいです。その自立病から癒されると患者さんは変わってくる。家族もそうです。それから、臨床精神医学、臨床心理学の方々がみな自立病にかかっている。自立病にかかっている人が自立病を治すことが可能なのか。可能でないものだからてこずっているわけです。

楢林　私にとってはそうなのですが、自立病という治療者のかかっていた病気から自分たちが解放される契機になるという意味で、家族療法は一つの大きなインパクトがあるのだろうという気がします。

下坂　みなさん、語りたいことはまだまだたくさんおありでしょうが、かんじんな論点は出されたと思います。親ごさんが困り果てて治療者のもとにみえても、本人が来談しなければどうしようもないと宣言する治療者も、まだ少なくないと聞いています。われわれのこの座談を読まれて、かまえないで自然なかたちで、ご家族に積極的に面接していこうとされる治療者が一人でも増えていくことを、こころから願っております。

4

臨床心理学の修行

河合隼雄
山中康裕
高月玲子
長沼佐保子

◎初出
『臨床心理学入門』（こころの科学増刊）、一九九四年

河合隼雄（かわい・はやお）
一九二八―二〇〇七年。京都大学名誉教授、国際日本文化研究センター名誉教授（当時）。臨床心理学。

山中康裕（やまなか・やすひろ）
京都大学教授（当時）、同名誉教授、京都ヘルメス研究所所長（現在）。精神医学。

高月玲子（たかつき・れいこ）
京都大学大学院博士後期課程（当時）、天理大学教授（現在）。臨床心理学。

長沼佐保子（ながぬま・さほこ）
上智大学大学院修士課程（当時）。臨床心理学。

山中（司会）　本日は京都大学名誉教授の河合隼雄先生を囲んで、京都大学の大学院生で博士後期課程の高月玲子さん、上智大学の大学院生で修士課程の長沼佐保子さんのお二人、そして私の四人で「臨床心理学の修業」ということについて自由に話し合っていきたいと思います。
まず最初に河合先生から「臨床心理学とは何か」について口火を切っていただこうと思います。

臨床心理学の母国語は？

河合　私の考えでは、臨床心理学は非常に実際的なことと結びついて生まれてきたところに特徴があると思います。こころの問題で悩んでいる人とか、困っている人に対して援助できるようなことをしたい。そういう実際的なところから一つの学問体系が出てきた。それが臨床心理学ですね。だから実際的なことと切れてしまうと命がなくなる。また実際的なことにあまりにも足を取られ過ぎると、自分が何をしているのかわからなくなるという、非常に難しいところが臨床心理学にはあります。

山中　臨床心理学は実際的なところから始まったということなんですが、高月さん、いかがですか。

高月　臨床心理学について私たちが個人的な発言をするときに、ちょっと心配なのは、本当のことを言うためにはケースをベースにして話さなければならなくなって、それは活字にしたくないし、そのへんが一番初めに非常に気になっているところなんです。

大学院から数えると私は五年間臨床心理学を学んできたわけですが、いますごく感じているのは、比喩的な表現ですが、臨床心理学にとって母国語とは何なのかということです。すぐに出る答えではないのはわかっているけれども、やっぱり頭に浮かんできてしまいます。

たとえば、京大ではインテークカンファレンスというのがあります。そこで診断とか、見立てとかをするのですが、そうすると「対人恐怖」とか、いろいろな診断名は出るけれども、それはあくまでも精神病理からの借り物という感じなんですね。「夫婦問題」という場合もありますが、そうするとプラクティカルではあるけれども、本当の臨床心理学の言葉なのかどうか。単に言葉の問題ではなくて、そこに含まれているものが何かというのが問題だと思うんです。

そういう私たちなりの見立てをこれからどうやっていったらいいのかというのが、ときどき思い浮かんでくる疑問です。一つには発達的観点から見るというのが可能性としては一番あるかもしれないけれども、それでは語り尽くせない部分をやろうとしているんだろうから、臨床心理学の領域の人たちの言葉の独自性が一体どういうところにあるのか、先生方のお考えを聞きたいと思っています。

河合　すごく本質的なことを言われたので、山中先生にもあとでぜひ話していただきたいと思います。まず、借り物の言葉を使っているというのは二重の意味でなんです。借り物の一つは、西洋の言葉の借り物を使っているということ、二つ目はほかの学問の借り物を使っているということです。

これはなぜかというと、私が「実際的なこと」ということを強調したのもそういう意味で、やっぱり臨床心理学は一番遅れて出てきたぐらいの学問だからです。少し前にはなかなか大学で教えていなかったぐらいですから。ということは、人間のこころを直接に扱って学問体系にするというのは、すごく難しいことなんです。それをもちろん日本より西洋が先駆けた。私はこのごろ実は東洋のほうが先にいろいろやっていたのではないかと思っているのですが、ともかく学問体系としては西洋のほうがすごかったから西洋の言葉を借りている。

また学問体系としては、精神病理学の世界でわれわれよりも先に発達していたことがあった。それを借りてきている。借り物で出発したけれども、そろそろ臨床心理学独特の言葉を持たねばならないし、私はだいぶ持ちつつあると思っているんです。それを体系的に述べることが僕らの役目であり、また皆さんの役目であるといま思っています。

説得的な記述方法、あるいはコアモデル

山中　そのとおりですね。私も議論がまさに大問題というか、一番本質的なところから始まったので実はびっくりしているんです。

西洋はおくとしても、確かに臨床心理学には精神病理学からの借り物が非常に多いわけです。たとえばいまの診断という言葉は、医学のモデルで語られてきている部分があまりに多い。ところが、実際にセラピーにかかってみると、医学モデルで役に立つ部分はほんの一部なんですよ。

というのは、こころの現象とか、魂の現象とかいうものをどういうかたちで記載できるのかということが問われていて、そのことをやっていくのがおそらく臨床心理学が成熟していくことの条件になるだろうという気がするぐらいです。われわれはどうしても診断とか、アセスメントとか見立てというときに医学モデルを借りてしまうんだけれども、それはある現象をとらえるのにすでに先人たちのモデルがあったからで、その部分は踏まえなければならない。だけど、実際にかかわってセラピーをやってみると、実はあんまり関係ないんですよ、お気づきのようにね。

河合 本当ですね。

山中 だから、こころの現象をきちんと言葉にするというか、言語化していき、そしてある体系を持つことが確かに要請されているけれども、まだ言葉としては定着していないんですよね。高月さんはとくに言葉に敏感な人だから、そういう切り出しをしてくださったんだと思いますが、僕もそれはとても大事な部分だと考えています。何とかして自分の言葉で語りたい、自分の言葉でそれを表現したいという気持ちが最近非常に強い。

たとえば、最近ある論文を書きました。そこでは極力医学モデルを使わなかったんです。ただこころの中でどういうことが流れていくのか、そして流れていくうちにポッと、クライアントからいわゆる「実は……」という言葉が出てくるでしょう。「実は……」というのは隠されていた秘密とか、無意識とか、そういったものの表出ですね。そうしたところで書いてみました。
フロイトも医学モデルから抜けることができなかったんだけれども、ある体系を一所懸命つくろうとしたのが精神分析という学問だったわけです。それはモデルの形態としては医学モデルに立脚しているけれども、まったく別個の体系を立てようとした最初の試みだったわけでしょう。そういう意味でも、おっしゃるとおりもっとも大事な部分だと思うし、いまそれを一番努力しようとしているのではないでしょうか。

長沼　この前初めて大学で修士論文を実験心理学の方たちと一緒に発表したんです。実験心理学のモデルはちゃんと統計的に処理をしている論文ばかりで、私たちの発表は「作文」か「感想文」のように見えるようで、非常に落ち込んだんです。ただ、自分が一所懸命やったことを伝える言葉がなかなかないというか、クライアントと一緒に共有した部分を言葉にするのはどうしても無理なところがあるんです。そのへんどうやったらわかってもらえるようになるのかをすごく悩みました。

河合　実験心理学のモデル、医学モデルなど、いままであった学問としてある程度承認されていれば、それに乗っている人は楽なわけです。ところがわれわれは、それと違う新たなものをつくろうとしているというふうに自覚すべきだと思います。
そのときに、ほかの分野の人に説得的にそれを述べていくためにはどうすればいいか、どういう体系を持つか、どういう言葉を持つかということは、僕もだいぶ頑張ってきたつもりです。うれしいことは一般の人とか、文学者、作家、俳優とか、そういうかえって学者ではない人たちのほうが案外われわれの考えていることをピタッとわかってくれて、すごく支持してくれているところがあるんです。「作文」のように見られたときに、どこが作文と違うのかをわれわれはそのときに言えないといけない。それが言葉でちゃんと言えて、向こうも聞いているうちになるほどと思えるところまでわれわれはいかないとね。

山中　いままでの医学モデルは、何らかのかたちで障害を受けて、痛んだり悪くなったものを治すという「キュアモデル」だと思うんです。もう一つが「ケアモデル」。看護学とか、あるいは老人臨床とか、精神発達遅滞の人の支援とか、疾患自体はもう治すことができないがケアをすることはできる。どういうかたちでこころにかかわることができるかというケアのモデル。

われわれがやろうとしているのは「コアモデル」だと最近名付けているんです。コア、もっと中核的な部分にかかわるものです。だからキュアモデルともケアモデルとも違うモデルがありうる。これはもちろん標語です。だからいま長沼さんがおっしゃった作文とどう違うのかというと、そこにコアがないとダメなんですよ。文章をつなげているだけではダメで、やっぱりこころのある動き、あるこころのつながり、ある現象、ある状態が出てくるときに、どういうかたちでそういう動きが出てくるのかということをわれわれの言葉で表現することが要請されています。それは高月さんが言われたとおり、もっとも根元的な問題の一つではないでしょうか。河合先生はこれまで臨床心理学の言語ということについて一番苦闘してこられた一人だと私は考えています。

新しい学問ゆえの難しさ

高月　長沼さんの話を聞いて思い出したのは、私も修士論文を三年前に書いたんですが、やりたいことの先行研究が見つからないというか、リファレンスでだいたいどういう系統の論文かを見ても、私が引っ張ってこなければいけない論文はどこかにあるに違いないけれども、本当にあるんだろうかとか……。

つまり先生がおっしゃったように、文学とか、まったく違う畑の人のほうがすごくわかってくれるというのと逆に、学術論文にする場合にそういうリファレンスばかりではとても受け取ってもらえないわけです。そういったものをリファレンスとして載せるけれども、それをどう臨床心理学に活かしていくのでしょうか。

その意味では、河合先生のご本が一番リファレンスとしては強みがあるかと思います。橋渡し的な著書が多いですから。私たちはそれを活用させていただけると思うけれども、やはりどこか偏りがあるのはよくないと思うし、そういういままでの臨床心理学の先行研究をどこに求めていいのかというのも、悩みというほど深刻ではないですが、ふと思うときがあります。

河合　学問の流れの中からいうと、みんな相当新しいことをやらなければならないんで、なかなか先行研究は見つからないと思いますね。だからそれはちょっと致し方のないことです。ただ、そのときにほかの人たちに対する説得力という意味でどのくらいのリファレンスをつくるかとか、そういうことは妥協して考えていかないと仕方がないんではないですか。私なんかはそういうことをすごく苦労しながらやってきた。だから見ていただくとわかりますが、初期の論文ほどほかの研究領域に近いかたちを取っています。それを少しずつ変えてきましたが、そういう自覚があるということは非常にいいことだと思います。

ただ、確かにそういうところでわれわれが訓練をする中でどのように鍛え、どのように洗練するかということがものすごく難しい。だから大学院生レベルの臨床の論文を読んでいてときどき不満に思うのは、洗練されたところに非常に粗野な言葉がバッと入る。ところがそんなことはほかの分野ではありえない。

というのは、既成の学問体系内ではあるレベルまでみんな鍛えられていて、それに乗っていればいいんだから楽は楽です。そういう論文を書いて、どんな意味があるかと考え出したら大変ですが、それを考えずにやっている限りは、普通に学者になれるという路線が敷かれているでしょう。臨床心理学ではそうでないところにみんながいるので、いま言ったようなことが実際にあると思いますね。

プロとしての条件

長沼　ちょっと話が戻ってしまいますが、診断というお話が出ていました。私は小児科でも心理の仕事をしているんですが、いちおう診断を出さないといけないんです。だけど診断と自分がかかわっているこの人というのがなかなか結びつかなくて、お会いしているときは、その人が生きていくプロセスに集中して、診断はほとんど度外視になってしまう。こういうのはプロとしてどうなのかと思うんですが、ただただ見えるのは、その人が生きる道というか、それだけになってしまうときがあるんです。

山中　僕の考えを少し言うと、いろいろな言い方が多面的にできなければダメだと思う。たとえば医学モデルに乗っけたら、これはこのレベルでちゃんととらえる。さっき言われた発達心理学のモデルでならこういうふうに言える。そういういろいろな光の当て方を少なくとも三つぐらい持っていて、それぞれでちゃんと言えることが必要だと思う。そうでないと、無手勝流で何をやっていてもいいということになってしまう。

僕は臨床心理士はやっぱりプロだと思う。いろいろな光の当て方をちゃんとできる。実際に動いている本体は実はぬえみたいにわけのわからないものですが、この光を当てたときにはこういう言い方ができ、別の光を当てたときにはこういう言い方ができると言えなければならない。

僕は医学の出身だからとくにそう思うんだけれども、たとえば医学モデルはある側面を確かに見事に切り取っている。だけどそれ以上でも以下でもないという認識が必要なんです。もうそれですべてだと思いこんだら大間違い。だけど、やっぱりあるものを切り取っているし、見抜いているわけです。

たとえば病態水準という言葉があるけれども、サイコティック（精神病的）な水準で悩んでいる方なのか、あるいはその人がニューロティック（神経症的）な水準で悩んでいる方なのか、それともいわゆる普通の人間的葛藤と言われるレベルで悩んでおられるのかということをまったく知らずに無手勝流にいくわけにはいかないわけです。

それはなぜかというと、どの部分には触れてはいけないかという知識がなければならないからです。サイコティックな人だったら、自我が完全にブロークンになっておられるわけだから、ちょっとしたことでも、こちらのほうでは親切なつもりで近づいたのが、向こうでは侵入したとしか見えないわけでしょう。そういうことを知っていることがプロだと思う。そのことを学ぶ過程が一つ必要です。だけれども、それはさっき言ったように本質ではないんです。

本質は河合先生が冒頭に言われた、本当に生きている人間そのもの、そこにどうかかわっていけるかということです。だけどそこにかかわるためには方法論が必要でしょう。その方法論的な衣というか、姿勢、枠組みというものが必要なわけです。そのことをきちんと押さえたうえでものを言えれば、その人たちも「ああ、そうなのか」と納得するでしょう。だけどそれを無手勝流でいい、文学でやりましょうとやったら、訳のわからないことになるでしょう。学ぶ過程には、一段目、二段目、三段目と階段がちゃんとあって、どれを一段目にするかは、その人その人のベースにするものによって違ってくるだろうけれども、でも到達したら同じところへいくと思う。

河合　山中先生とまったく同意見です。私は自分が一番本質的にやっていること以外のことを相当知っていないと臨床心理士のプロではないと思っています。だから自分がやっている本質とちょっとずれたところでも、裁判官と話をすればちゃんと通じるように言えるし、医学の方と話をしたら通じるように言える。そういうものを持っているからこそわれわれは本質ができるのですね。だからいま言われたような、小児科のお医者さんに言えるような診断とか、そういうこともやる必要があります。

ただ、ここで非常に難しい問題は、そういう診断をするとかということに熱心になりだすと、臨床心理士本来の仕事から遠ざかることになるということです。だから教育としても非常に難しい。初めに発達心理学の図式とか、診断図式をこれさえあればいいというふうに教え込まれると、そこから抜けられない人は臨床心理士の本来の仕事には困ることになる。といってそんなのは大事ではないからする必要はないというのもダメだという、すごくジレンマを持っている。そのことをはっきり認識しながら、教えるほうも学ぶほうもやらねばならないということでないですか。

高月 それぞれの置かれている立場によって、相手との関係によってわかるように言える力を持つ。しかしそれが過剰適用になってもダメでしょうし……。

山中 ダメです。そうすると足元をすくわれる。

高月 精神科の病院に行っていて思うことは、病理に関してはかなりたくさんの患者さんにお会いしていることになります。でも、お医者さんとは違うから病理に対する感受性の持ち方も当然違ってくる。その際、お医者さんと同じように考えてはいけないわけで、心理的な病理の見方が難しいと思います。

山中 そのときに、たとえばお医者さんが考えておられる病理と違う線でもし見られた場合に、あなたが言ったことを、お医者さんが「なるほどそういう見方もある」とか、「それは役に立つ」と思うことでないと意味がない。「何か変わったことを言っている」ではダメで、そこに説得力もあるし、患者さんの役に立っているということがないとダメなわけでしょう。そういうことを確かに訓練していくことは臨床心理の場合すごく大事なことですね。いま言われたような見方が本質だと思いますよ。本質だと思うけれども、それが本質だからとそれだけをやっても決して十分でないというジレンマでしょうね。

高月　結局、発達的にも医学的にも社会学的にも、いろいろな言い方ができるうちのどれかが中心というのではなくて、それらは下位分類で、真ん中にもう一つ上に何かあるというか。

河合　そうそう、そういう感じだと思いますね。

臨床心理学に飛び込んで

山中　さて、そもそも臨床心理学を学ぼうと決意されたのはどういうことからだったのか、そのあたりに話を移したいと思います。

長沼　高校時代に私自身が家族との葛藤がいろいろあって、そのときに心理学関係の本を読んだのがきっかけなんです。大学に入ってから実験心理ではなく臨床心理を選んだのは、本当に個人的なことになるのですが、高校時代の友人が自殺してしまったり、周りにかなり死が多かったことがあると思います。

山中　個人的でもやっぱり本質的なことの一つだよ。高月さんはどうなの？

高月　私は、学卒後、コピーライターとして働いていました。そのときの仕事が一対一ではなくて一対多というか、対にもなっていなくて、私は匿名の存在でした。また、いま現在は九四年だとしても九六年ぐらいのことを扱うというような世界ですし、一週間にいくつも締め切りがあるとか、ものすごく追い立てられる状況です。そういう世界に生きていて、このまま続けていけるのだろうかということを三〇歳になる手前ぐらいに考えはじめました。

その中で出会った人が臨床心理学に近い世界の話を私にいろいろ聞かせてくれたりして、河合先生のこと、山中先生のこともそれで知ったりして、単なるディレッタントではなくて、一対一の基本的なところでできる仕事を選び直したいと思ったのです。調べてみると京大の臨床心理学に編入の制度があることがわかり、それに飛びついたわけです。

山中 それで三回生編入で入ってこられたわけですね。入ってこられて、あなたが描かれたイメージに照らして、現実やってみられてどうだったですか。京大の場合は、とくに三回生からは、実験系の実習をずいぶん要求するから非常に厳しいんだよね。

高月 もう一度学生生活に戻れたというのがすごく刺激的だったし、もう一〇歳以上違う若い人たちと一緒に勉強できたのはすごくありがたかった。実験心理学のことも、「敵陣」とはみなさないで、知っておかないといけないと思っていましたから、それはしんどかったけれども、何とかやってきたと思います。

山中 心理学固有のアイデンティティを追究していくのに心理学独自の言葉という話が最初に出たんだけれども、心理学の言葉としての一つの方法論としてさっきちょっと言われた統計的な方法がいちおうあるわけです。それで京大の場合には非常に厳しいと思うけれども三回生、四回生にそれを強いているのは仕方がないと考えているんですが、そこらあたりは上智ではどうなっているんですか。

河合　統計だけではなくて実験心理学の実験なんかも相当やるんですか。

長沼　やります。二年生のときに毎週実験をずっと一年間やります。

山中　いちおう通ってこられるわけですね。そういうのをしておられて何か感じましたか。

長沼　いま思うと、いま自分がやっていることとは直接は結びついてはいないんですが、いろいろおもしろい経験でした。けれど当時は義務としてこなしてしまったなという感じがあります。

高月　短期記憶とか、記憶の実験とかは、ああ、なるほどという部分はあったと思います。そういうことから説明できることも逆に臨床心理の世界にもあるのかもしれないし……。別に拒否するということではありません。それに、やらなければ単位になりませんものね（笑）。

発見の連続こそ生命

山中　河合先生はもともとは数学のご出身ですよね。それがものすごく発展、展開して臨床心理のほうに来られたと記憶しているんですが、先生ご自身の苦労談をお話しいただきたいんですが。

河合　話せば長い物語です（笑）。数学はもちろん非常に好きでしたが、数学の世界ではもうダメだということが学生時代からはっきりするんです。謙遜でも何でもなくて、三年にいっぺんぐらいダメでない人が出るようなところでしょう。だからどうしようかと迷ったんだけれども、そのころはまだ臨床心理学というのがはっきりなかったんです。心理学の本を読むと、実験心理学の本ばっかりなんです。ある程度はおもしろいけれども、僕のやりたいと思っているのとは違う。となると、僕は高校の教師になるのが一番いいと思ったわけです。それでそれこそ日本一の高校の教師になるとか、大学の先生みたいなアホなものにはならないとか、えらい豪語していたんですが、そのアホなものになりました（笑）。

高校の教師になったときに、高校の教師は僕から見ればあんな立派な職業はない、一生やり抜こうと思っているのに、実際に高校の先生を見ていると、堕落している人が非常に多い。僕もどうも先のことを考えるタイプだから、年取ってああいうふうになっては困ると思い立ち、非常に尊敬する先生に相談したら、それは自分が進歩していないとダメだ。一般的に中学校、高校の教師は進歩しなくてもずっと勤められるから、それで堕落するんだ。だから何らかの意味で進歩し続ける生活をしていたらよい高校の教師になれると言われたんです。

数学では進歩しないというのは明らかでしたし、だいたい僕は人間のこととか、人間のこころのことは好きだったから、それだったらそのころ始まったばかりだけれども、ある程度臨床心理学の勉強をすれば、よき高校の教師としてみんなの役に立つと思い直しました。旧制だからそれができたんですが、高校の教師をしながら、旧制の大学院で勉強をしかけたというのが始まりです。それをやっているうちにだんだんそっちのほうが熱心になってしまったんです。

長沼　いま河合先生は日々進歩ということをおっしゃいました。臨床をやっていると本当に日々進歩なのかどうかわからないのですが、こちらもクライアントと一緒に動いて、どんどん変化させられていく。それがあるから続けられるんだろうなと思います。

河合　それは臨床心理学の一つの非常に大事な要素だと思います。つまり臨床心理学は、それなりの学問体系を持っているけれども、そのままが各個人に適用はできない。というのは各個人が一人ひとり違うから。だから大まかなルールを持ちながら、来た人の個性に合わす限りは、どんな小さなものであっても何か発見せざるをえないわけです。僕は、臨床心理学は臨床心理をやっている人一人ひとりが、常に何か発見していないとダメな学問だと思うんです。だからいま言われたとおりだと思いますよ。そういう気持ちを忘れてしまったらもうダメだと思いますね。

山中　そのとおりですね。

河合　山中先生は医学が専攻ですから、もちろん精神科医になる気はおありだったと思うんですが、それでももっと臨床心理の世界に入ってこられたわけでしょう。そのへんのところもちょっとお聞きしたいですね。

山中　初め医学部にいて、途中で文学部に行って、いまは教育学部に勤めているわけでして、口の悪い友だちなんかに「そんなにころころと専門が変わるのは無節操で、だいたいけしからん、信用できない」とよく言われたんです。だけどいつも冗談で応えるのですが、「それはお金をくれるところ、給料をくれるところが違うだけで、ときどきは後ろへ行ったり、前へ行ったりすることがあったかもしれないけれども、この二八年間ずーっと同じ道を歩み続けて来た」と言うんです。

僕自身のことを言えば非常に不思議なんです。確かに医学部を出たんですが、何をやりたかったかというと、まだ何も知らなかったころは哲学をやりたかった。ところがいわゆる哲学書を読み始めてみると、哲学が生きていない。本当の哲学は絶対生きているはずなのに、当時、いろいろなものを読んでみてもほとんど死んでいるわけです。これはダメだ、生きている哲学をやりたいということがあって、医学の中では、それは精神医学しかないという感じで精神科に入ったんです。

ところが精神科に入ってみると、診断学の体系やら、いろいろな体系や理論がいっぱいあるんです。ところが、すごく立派な理論を言う人ほど全然患者さんが治らないということがわかった(笑)。

インターンのときにずーっと当直に近いものをやっていたんです。待合室の隣で寝ているわけです。朝、僕は早起きなものですから六時ごろから目が覚めているんだけれども、六時ごろから待合室に来ている人がいる。もちろん早起きのおじいちゃん、おばあちゃんたちです。その人たちが、「医者のあの先生は優しそうな顔をしているけれども本当は厳しい」とか、「あの先生は全然治らないからかからないほうがいい」とか、いろいろ話をしているわけです。

僕がそのときに思ったのは、患者さんたちは非常によく見ておられて、医者をよく観察しておられる、医者のほうはすごく威張っているけれども、実際にわれわれが役に立つという意味では、いまの精神医学は本当に役に立っているんだろうかということです。もちろん医者になるためには医学体系があるし、それを学ぶことはいとわないんですけれども、片一方では、どうもそういうものに乗っかっていてはダメだという感じが最初からあったんです。

当時の医学部の学生としてはもっとも勉強した一人だろうと思うくらい、ヤスパース、ビンスワンガー、フランクルなどすごく立派なことがいっぱい書いてある本を片っぱしから読破しました。

だけどそれはみんな括弧に置こう、本当は何だろう、何が起こっているのだろうということが知りたいと思ったわけです。

それで実際に診断がつけられている子供たちを見ていると、診断は同じでもこれだけ多様に違うということが見えてくるわけでしょう。そうすると一人ひとりに徹底的に接したいわけです。そのために何かいい方法はないだろうかという気持ち。偉そうに聞こえるかもしれないけれども、ちょうどファウストの心境。あらゆる学問をしたけれども何もわからない。だからそこに何かプラスアルファで見える方法がないだろうかと思っていたら、ちょうど河合先生がスイスから戻ってこられたんです。

先生が箱庭療法のことをお話しになったとき、「変な方法があるけれどおもしろそうだ」と私だけでなくて、うちの大学の何人かの立派な先輩が気がついたんです。それで、名古屋市立大学医学部附属病院は日本でおそらく一番最初に箱庭療法を入れた大学病院なんですよ。

河合　そうでしたね。

山中　箱庭をやっているとこちらは何もしないのにどんどん治ってしまうわけです。これにはまず驚きました。何にもしないんだけれども、子供たちの嬉々とした顔がすごいわけです。目の色が違う。僕はそのときからクライアントの目が光るにはどうやってかかわっていったらいいかというテーゼに変わったんです。ですから河合先生との出会い、箱庭療法との出会いはむちゃくちゃに大きいと私は思います。

もう一つ、箱庭に出会う前に絵画療法をやっていたことも大きいと思います。私がたまたま赴任した病院は、先生のレベルもすごく整っているし、すごく質が高い病院。ところが、ほとんどが生物学的な方法論と社会学的な方法論だったんです。心理学的な方法論がまったく希薄な、ある意味では不思議な、しかし、当時としては当然の病院だったんです。

私は初めは、医者としてよりも自分自身が患者としてでもいいぐらいの気持ちで白衣を脱いで病棟に入ったものだから、周りの人たちが当然患者さんとして入ってきたと思っているわけです。その人たちに三ヵ月ぐらい何がしてほしいか、何が本当はしたいのかと聞いて回った。いろいろな答えが戻ってきたけれども、たとえば本当に自分の話を聞いてくれる人がほしいとか、あるいは裏があるのでなくて本当にこころから優しい言葉がほしい、自分でこれをやったんだと言えるものがしたいという言葉が戻ってくるわけです。いままで聞いていた分裂病の患者は無為自閉だの、不関だのというのと全然違う話ばかりなわけです。

当時のことを悪く言うつもりはまったくないのですが、たとえば作業療法と言われるものがある。袋張り、あるいは花火の筒の外側のラベル貼りなんかを明けても暮れてもやる。患者さんがこれはいくつやっても自分がやったという気がしない、一〇〇〇個やってもおれがやったという感じがしないと言うんです。そこで一枚自分の絵を描いたら、これは自分のものだと言えると私は思ったものだから、院長に頼んで画用紙を買ってもらって絵画療法を始めたんです。

絵画を始めていくうちに、それまで三年も四年も入院していた人が半年ぐらいでよくなってしまうんです。これもまた驚き。院長もびっくりしていたんです。「えっ、こんなもんでなんで動くんだろう」と。そんなときに箱庭が来たものですから、おそらく何か理論が背景にあるに違いないということで、実は私は箱庭からユングを知った。ユングその人の名前は知っていましたし、いくつかの本は読んでいたんだけれども、全然腑に落ちるところではつながらなかったのが、そういうかたちで……。だから医学の出身としては非常に異例だったと思います。

河合 それはすごい異例です。

山中 だけどそこで本当はなんだろうという自分なりの疑問を立てたことが、現在の臨床心理学とはなんだろうという問いと重なってきていると思うんです。

こうしてやろうとか、ああしてやろうとかとは、全然違っていて、ほとんどまさにクライアント・センタードなんです。患者さんが何を望んでいるのか、何がしたいのかということを一所懸命求めていく。神谷美恵子先生がライの人を目の前にして、なぜ私でなくてこの人がライなのかという問いを立てておられるでしょう。僕は僕なりに、ひょっとしてここの反対側に座っている人が私かもしれないと思うことがあるわけです。そうしたら自分が一番してほしいことをしてあげられる人になりたいというのが私の発想だった。だからそれに近づくためにはということで、結局やっていくのは医学モデルではないようだというところがこの道を……。

そして私はいい師に出会えました。河合先生と出会えたのは最大なんです。むろん精神医学をやっていても、木村敏さんとか中井久夫さんとか、荻野恒一先生とか、すごい世界的にも一流の人たちが周りにおられて、物事を考えていく厳密な方法論とか、その背景になっている哲学とか、治療的バックグラウンドが、すごく、本当にきちっとしていた人たちと接することができたので、それが僕の最大の幸せだったと思うんです。

思考の方法論と創造性

河合　臨床心理学の難しいところは、山中先生が言われたとおりで、中核にクライアントというか、患者というか、その人の個性というか、人間のあり方を尊重するというのがベースにあるわけです。だけど、それだったら私もできますと思われると困るんですね。そこが恐いところでしょう。

山中　そこではないんですよね。

河合　素人でも誰でもいい、医学なんて勉強しなくてもいいとか。

山中　これが困る。

河合　そこが困るでしょう。そこのところをうまく言っていかなければいけませんね。

山中先生の場合は、医学の勉強を先にしておられるから文句なしだし、私の場合は理科系の学問をある程度してきたことが案外役に立っているんです。物事を客観的に見たりとか、方法論のことを常に考えたりとかいうことをやりながら四苦八苦して近づいてきたわけです。

いまのわれわれの言っていることを非常に極端に言う人は、もう学問はいらないとか、素人の人でもセンスがよければなれるという人がいるんです。

山中　そんなのは全然違います。

河合　そこのところを明確に言っていく必要があると思う。

山中　実は私、学生時代に生理学の教室に一年間、生化学の教室に一年間出入りしているんです。

半透膜での電気平衡とか、ワールヴルクまわして酵素活性を測ったり、セファデックスで分子の大きさを決めたりしたんです。いまから見れば大したことはないんですが、でもそうした生物学的方法論を徹底的に学んだのが、ちょうどいま、あなた方が実験心理学的方法論で訓練しているそれと匹敵するものだと私は考えていて、やっぱりそういうのは必要なんだと思っています。

　それは思考の方法論ですが、やっぱり何かの方法で、物事を突き詰めて考えていくことはどういうことなのかということを問うていないとダメですね。それは対象に近づく一つの方法です。だけど対象そのものは方法とは違うんです。そこのところがものすごく大事だと思います。

高月　私も以前は理科系の人間だったので、そこでは実験とかをやっていました。それに比べると心理学の実験はアバウトすぎて、こんなのデータと言えるのかしらというような思いは絶えずあった。修論とか卒論で、質問紙で統計を取ってちゃんと数字を出して有意差が出たといっても、本当に有意差と言っていいのかという戸惑いがずっとありました。

山中　統計のあやだけでものを言ってはダメなんだよね。背後に何が問題とされているかということが必要ですね。

高月　そうですね。それと話が飛ぶかもしれないんですが、山中先生が一番初めに出発された当時の箱庭のことにしても、絵のことにしても、そこに山中先生という存在がなかったら、それは成り立たなかった。技法ではないと考えると、これから先臨床心理学の中で何をやってはいけないというのはない。原則はもちろんあるだろうけれども、目の前にいるクライアントさんのためにどうしていくかということをその人なりに考えていって、結果的にそれが技法と呼ばれるかどうかは別の問題で、いろいろなことを自分なりに工夫していくことが大事なのではないかと思います。

いまはわりと枠を破ってはいけないとか失敗を恐れるようなところもある。ただ、それは大原則であって、その人の患者さんとか、クライアントさんのためにいま必要だったら、絵を描くというのはいまや臨床心理学ではわりと一般的だけれども、こんなことをやってはいけないと一般的に言われることでも、やらざるをえないときもあるのではないかと思うんです。

河合　僕がさっき言った、すべてのところにクリエイティブなところが入るというのはそういう意味なんです。要するに、言われたとおりをキチッとやったらピシッと答えが出てくるというのがテクノロジーでしょう。臨床心理学の場合はテクノロジーではないのですね。どこかそこに固有のことが存在する。それはその人の創造性、しかも治療する人と、される人との二人の創造性に任されるという因子が入ってくる。そこが大変なのではないですか。

それを忘れて一所懸命勉強して、技法を習えばよいセラピストになるという勉強の仕方をされると、むしろダメになるんです。そのへんがまた教える側としてもすごく難しいですね。

山中　そのとおりですね。

河合　といって最初から型破りなことばかりしていても話にならない。

長沼　そうですね。

河合　芸術とテクノロジーという間にもあるし、ずっと「間に」あるんですね。「これだ」とものすごく言いにくくて、「何々とは違う」と言い方がしやすいんです、臨床心理学というのは。そう思いませんか。

山中　まさにそうですね。アルス（芸術）とテクネー（技術）の間ですね。

河合　また、儀礼と遊びの間にあるとか、そういう「間」に持っていくと案外言いやすくて、そのものずばりのところが非常に言いにくいという感じを受けますね。

高月　とくにそういうことは絶えず変わるから。

河合　それと個性ということがありますからね。

長沼　知識とか技法も、勉強して習ったとおりにやればそれでいいと思うのではなくて、たとえば、面接時間を延長するかどうかのジレンマ、決めた時間どおりに簡単に切ってしまうのではなくて、自分がそこでまたいろいろ考えて判断して、ときにはもしかしてどうしても延長することになってしまうかもしれないし、涙をのんで切るとか、そういうのがあるところがいいのかな。

河合　と思います。それが説得性を持つことになる。説得性を持つように言語化できること、それが学問になっていくわけです。「もうこの際仕方がありませんでした」ではダメなんです。そういうときにいちおうのルールがあると、なぜそれを破ったのかというかたちに持っていけますね、そのときになぜ破ったのかが説得性を持っている必要がある。

その説得性を持ったものがまた一つの違うルールみたいになっていくと、またそれを破ろうとする人が出てきたりする。そして進歩していくわけでしょう。そういう点でいちおう学ばねばならないことはずっとあって、それはやらなければならない。

それからもう一つ、関西学院の理事長をしている武田健先生が非常にいいことを言われた。それは、「年数は大事ですよ」ということです。

僕とか武田先生はかつてはいろいろなところに教えに行ったりしていた。そうしたら素人の方でも非常にセンスのいい人がおられる。そこでこの人をなんとか鍛えていくと伸びられるのではないかと思うけれども、案外グッと伸びられない。やはり、大学は何にも教えていないようだけれども、そこに三年間いるというのはすごいことだと言われるんですよ。

それはなぜかというと、何か毎日毎日の生活の中に情報が入ったり、話し合いがあったり、先輩があんなことをしているとか、見よう見まねということがある。そういうのでずっと鍛えながら、そこに三年間いるということですごく人間が変わって行くんです。だから一所懸命集中的にバッと教えたり、センスのいい人ならすぐできるというふうな単純なことではないということを言われたことがあるんです。そのときに「先生、年数は大事ですよ」と言われたのを、そう思って大学院の人を見ていると、確かに五年間たつということはすごいことだと実感します。

山中 そうですね。五年間たつと僕らが二〇年かけてきたことをそのたった五年のうちにちゃんと受けとめて、それに個性を加えて自分なりのものをみんな持ってくれているから、本当にすごいと思う。

河合 システムというか教育という場にいつもいて、自分一人ではないんですよね、いろいろな人をずっと見ているわけでしょう。それはなるほどなと思いました。

山中 武田先生の行動療法なんかは、僕らが普通に考えている行動療法を超えておられる。ベースにロジャリアンと精神分析とをきちっと踏まえて、そのうえで人間が介在している行動療法をきちっと言える方です。行動療法もすべてがこのレベルまでいってほしいものですね。

河合 われわれも行動療法のテクニックは使っているわけです。

山中 実はそうなんです。

河合 そうでしょう。完全に使っているわけです。われわれも評価してみたり、行動させてみたり、消去させたりしているわけです。ただ、その中で自分の人間の存在とか、自分のやり方の中でそれをどう位置づけていくか。そのときに、一つのテクニックをものすごく上手に覚えて使ったら、パッと行くというものではないということがものすごく大事なことですよね。その人の人間が入っている。

武田先生が言っておられたけれども、ウォルピもそういうことを言っていたそうですね。ウォルピは行動療法家と言われるけれども、クライアントとの話し合いとか、話を聞くのなんかはすごくうまいそうです。やっぱりみんな自分の人間の中でいろいろなことを融合させてやっているわけですね。

山中 そうですね。

河合 そのときに、これがこれから難しい問題だと思うんですが、いままではどうしても学問は論理的整合性がすごく大事になるんです。そうするとウォルピが論理的に整合性のある行動療法を書こうとすると、自分のやっていることを書かなくなってくるわけです。つまりクライアントの話を聞いたことなんかは彼の本には何も書いていないでしょう。武田さんが「あなたはそんなにうまいことをやっているのになぜそれを書かないのか」と問うと、「これを書いたら行動療法にならない」とウォルピが言ったそうです（笑）。われわれでも一緒ですね。下手をすると何か夢だけやっているみたいなことを言うけれども、そんなことはないわけでしょう。けっこう行動療法的なこともやっているわけです。

そういう意味で事例研究はすごく大事だと思うんです。実際に何をしたかを述べているわけだから、その人が人間としていろいろやったことが全部出てくるわけでしょう。

事例研究のすごさ

山中　僕は京大へ移って丸一四年が過ぎたんですが、何が私を一番鍛えてくれたかといったら事例研究ですね。しかも報告するのに二時間もかけたりで、ずいぶんと辛抱がいるし長いことかかるわけでしょう。

それを医学部で報告すると、「結局結論は何ですか、そのところだけを聞かせてください」と言われてしまうんです。結論だけだったら、「治りました」とかだけで、そんなものは私に言わせると無意味なんです。その過程が大事なんです。その過程の中で何が起こってくるかをどこの部分に光を当てて見るかということで、見え方が何層にも分かれることに気がついた。コメントなんかをするとき、一層だけを問題にすることが多いけれども、実は最低限三層ぐらいの線で見えてくるということをいま楽しんでいるんです。だけどそこまで行くのがなかなかたいへんで初めはつらいんです。

高月さんは五年それにかかわられたのだし、長沼さんは二年でしょう。事例研究はどうですか。

どんな感想をお持ちですか。

高月　こちらの感受性のトレーニングになるというか、事例報告を聞いているとき、ふと、自分のケースのほうにイメージというか、考えが行ってしまって、そっちの世界にちょっと入り込んでしまう。それぐらい触発されるものが多かった。それと私がＭ１（修士課程一年）のとき、一番初めに聞いたのがプレイセラピーの終結したケースで、ある意味ではものすごくまとまっていました。お手本ではないんですが、それで何かいいイメージのベースができたように思うんです。どうなって終結したかというのはいまはもう全然覚えていませんが、感じとしていい感じとか、そういうのを味わえたというのはすごく助けになっているのではないか。そんなふうに思います。

長沼　まず自分の事例をまとめるということで振り返れるというか、とっても大切な作業になると思います。そして、高月さんもおっしゃったように人の事例であっても、完全に他人のものではなくて、かなり自分のものと共通するところがあるので、やはり事例が一番の勉強になります。事例報告を聞いているといろいろな人生を教えてもらうという感じで、聞きながらぼろぼろ涙を流していることも多いんです。

山中　心理臨床学会の会員が、いまは六〇〇〇人近いと言われてびっくりしてしまうんだけれども、この学会の一番の方法論として立脚すべきは事例研究であるというベースを置かれたのは河合先生なんですよ。そのことが今日の臨床心理学の基盤というか、そこに立脚してそこからものを考えるんだという大きな流れをつくったと思います。そこらあたりのことをいろいろお話ししてほしいんですが。

河合　私がやり始めたころは臨床心理学というと、「学」じゃないといけない、ほかから見て学問的なスタイルを持っていないといけない。何か統計を取っていないと学問じゃないような感じがした。だから臨床の論文でも初めは統計的なのが多いんです。僕らもけっこうやっているわけです。

ところが、そういう研究発表を聞いていても、本当にあんまり役に立たないんです。だけど、普通の事例報告を聞くと、ものすごく得るところがあるんです。

そのときに僕が思ったのは、いわゆる学問というのは聞いたことの知識がそのまま僕のこころの中に入ってくるわけです。それを使うか、使わないかだけの差なんです。つまり登校拒否の統計を取ったら、登校拒否は長男が多いという報告が昔あったんだけれども、「ああ、そう。それは報告としては言えるけれども、次男が相談に来たときにはなんの意味もない（笑）。ふーん」と言うだけでやめていた。

ところがフッと気がついたんだけれども、事例研究のおもしろいのは、学校へ行っていない子のケースを聞いているのに対人恐怖症の人にも役に立っているし、女の人の話を聞いているのに男の人に役に立つ。いま二人とも言われたけれども、聞いてあげながら、聞いている間に自分が新しいことを発見するんです。こういう話を聞いたから、こういう知識を得たというものとまったく違うことが行なわれている。それは先ほどからあなた方が問題にしている臨床心理学の中核にある、その人の生き方とか、どういう過程で生きていったかという点で、ものすごく得るところがあるということがわかってきたわけです。

初めちょっと抵抗があったんだけれども、実際にやってみるとみんなが喜んだわけです。聞いていて自分に役立つからみんな出てくるんです。出席しろという命令を下す必要がないんです。みんなおもしろいし、役に立つからどんどんやり出すわけでしょう。

山中先生とわれわれで一緒にやったんだけれども、外国にまで広げて、国際箱庭療法学会は事例研究でやることにした。

山中　徹底的にその方法論でね。彼らはそういうことに慣れていなかったけれど、これが一番勉強になることを彼らも認めて、いまの国際箱庭療法学会はそれがあたりまえになった。

河合　新しい会員、アメリカ人なんかにすごく説明してきているんです。「みんな変に思うかもしれないけれども出てごらん、絶対役に立つから。ふつう学会といったらみんなワッと遊んでいるでしょう。ところがここの学会はみんな出席して熱心に聞くのはそのためだ」と。

ただ、われわれがいま注意しなければならないのは、事例を発表したら研究になっているんだという安易さに流れることです。私が言ったような意味で、どういう事例研究が意味あるいは価値を持っているのか、どういう発表の仕方があるのかということをだんだん論じていかなくてはならない時期が来ているように思います。

ただ、学会事例研究のいいところは、レベルが低い報告は、している人も聞いている人もすごくよくわかるんです。だからだんだん自然淘汰されるところがあるけれども、やっぱりその意味を明確にしていくことをしなければならないと思っています。

山中　そうですね。それは学問的要請ですね。

河合　そして箱庭療法学会は成功したわけだけれども、それをもっと外国の心理療法学会に広めようと思っています。

高月　事例研究についてですが、上智大学なら上智大学の事例研究の場があって、京大には京大の事例研究の場がある。五大学という研究会もありますが、そこでは同じ事例研究なのにほかの大学の人の報告と共有できるものがなかったりする場合もあるんです。教室によって違うというのはいい意味もあるんだろうけれども、同じ臨床心理学なのに、何か齟齬があるというか、お互いが拒否感を持つようなところもあったりします。そういう大学間の違いは一体これからどうなっていくのでしょうか。

河合　すごい着眼点です。それはさっきから言っておられる臨床心理学の本質にもかかわる。長沼さんが言っていたけれども、要するに、臨床心理学は診断とか何とかということではなくて、その人の生き方が大事であるし、その人の主観が非常に入ってきますね。ということは、どうしても文化的においというようなものがその集団にできてくるわけです。しかもそこでその集団だけが使う言葉を使い出すと、それはほかに通じなくなってくる。それはユング派でもフロイト派でもそういうところがある。集団独自の言葉を使いすぎて、固まっていくのはちょっとやりすぎだと思うんです。

すでに気がつかれたと思いますが、山中先生も私もそうだけれども、事例研究のときにあんまりユングの用語を使わない。なるべく一般的な言葉を使っているのは、いま言ったような傾向が悪いほうに行くと、ちょっとひずんだ、主観性の世界に入り込みすぎる。

ところが、ある程度それぐらいの勢いがないと、臨床ってできないところがある。非常に客観性が強くなりすぎると、「ああ、そうか、これは治らない」などと、初めからわかってしまったりして、かかわりができないわけでしょう。だからそういうところへでも入っていくためには、相当な支えがないといけない。これは臨床心理学が持つ宿命ですね。だから下手をすると、たとえばユングとかフロイト、アドラーとかいう人が教祖みたいになってしまう。悪い意味の宗教になってしまう。そうならないためにこそ学会があり、ほかの人と話し合いをするんだと思うんです。

学会報告を聞いていて自分としてはちょっと拒否感を持ちたくなったとき、なぜそうなっているのか、この人たちに通じる言葉はどういう言葉があるのかということをみんなが考えていかなければならない。学会のほか臨床心理士会というのが各府県にできていますね。府県で集まるということは、学派の違う者が集まっている。それからほかの府県へ他流試合に行くとかがすごく大事になっていくのではないかと思います。

上智でもそういう感じがするでしょう。上智は上智のにおいがあって、京大は京大のにおいがあってというか。

長沼　そうですね。上智は上智のスタイルができるのかもしれません。みんな私のことを知っている人だから、私がこういうふうに事例を語るのもツーカーというか、わかるというところがあるんだと思うんですが。

死にものぐるいの果てに

長沼　ときどき臨床をやっていると、どうしてもこの人もこの人もと抱えすぎてしまって、とっても重くなってしまうというようなことがあります。友人にいろいろ話をしたりして何とかなるんですが、いつかあまりに重かったら、自分が臨床から身を引くのではないかという気持ちもいつもどこかにある。先生方は本当にいろいろな体験をされてきたと思うのですが、きっとやめたくなるような、重すぎるような状況もあったと思うんですが、それをどんなふうにして乗り越えてこられたのでしょうか。

河合　才能がないからダメだと思うというのは何にでもあります。やっぱり自分はこういうことに向いていないのではないかとか、自分がするのはクライアントに申し訳ないとか、それは何度も思いましたが、ほかにすることがないと思いました（笑）。何か運命みたいなもので、これ以外にすることがあるかと考えたら、もうない。ないのだったら死にものぐるいになるより仕方がないというふうな感じもありました。

しかしそのためにはできることはしなくてはならない。僕が当時の人にしては相当思い切って外国に行って勉強しているのは、自分で納得がいくところまで勉強したかったからです。自分でここまではやったというところまで訓練を受けてからセラピーをしたいという気持ちがありましたね。もちろんしかし、その間でも何度もいま言ったようなことがあったわけです。

そしていま言われたように抱え込んでしんどくなることは何度もありました。本当に死ぬのではないかと思うぐらいのときもありました。それでもやっていたけれども、何でやっていたかというとわからないぐらいですね。本当にこれしかないとしか言いようがないんじゃないでしょうか。

ところが、そういうことをやっているうちに、やっぱり僕が「治し」ているのではないということがものすごくわかってきたんですよ。それが相当わかってきたころから、すごく変わってきました。結局クライアントの人が自分で治るんだからね。初めは僕が治すというか、僕が役に立つということを思いすぎるんです。何とかしようとして、しなくてもいいことをいっぱいやっているわけですよ。それで疲れはてているんです。そういうことがだんだん少なくなってきて、ずいぶん楽になりました。

遠藤周作さんにそのへんを抜けたころに会ったんです。そうしたら、「先生、変わられましたね」と言われて、「はあ?」と言ったら、「前お会いしたときにはあんまり苦しそうだから、悪いけれども、ひょっとして死なれるのではないかと思った、そこを抜けられましたね」と。小説を書く人はすごいと感心しました。僕が、「はい、僕が治すのではないということがよくわかりました」と言ったら、了解されたようでした。

山中　私もやっぱり自分がやってあげるというのがどこかにあったんです。それで抱えすぎてしんどくなってきて、結局、本当にこっちが寝込んでしまったんです。レントゲンを撮ったら、両肺とも真っ白で、ダウンしてしまった。

それまでは、僕が一日でも休んだらこの患者さんはダメになってしまうと思いこんでいるわけです。それで僕なりに一所懸命やっているわけです。しかも当時は精神科医として患者さんをいっぱい引き受けるわけです。外来で四〇人も来られる。その方々にこの人はこう、あの人はこうでと、あらゆるできることをいっぱいしていたわけです。家内にはそんなことをやってたら死んじゃうわよと言われていたんですが、「エイヤッ」と言ってやっていたんです。そうしたらのびてしまった。

三ヵ月寝込んでしまって、また外来を始めたら、驚いたことに重症だと思っていた分裂病の患者さんを含めて別にそう大して変わっておられない、むしろよくなっておられる人もいた。しかも、一番私をやる気にさせてくれたのは、「先生、からだを大事にしなければダメよ」と患者さんのほうが言ってくれたことです。

にもかかわらず、いまだってちょっと私が力を抜くと、「先生、好きでやっているのか」「金儲けのためにやっているのか」「先生のやり方は最近ちょっと違う」とか、すぐに反応があるわけです。結局、彼らは僕らが一所懸命やっているのもわかっておられるんだけれども、それだけではダメだということもわかっておられるわけです。

だから、僕らも彼らに助けられてというか、さきほどいろいろ学ぶことが多いし、自分自身が変わってくるということを言われたんだけれども、そのとおりだと思います。河合先生が「自分が治しているのではない」と言われるとは思いも寄らなかったのですが。

私はむしろ仏教の「絶対他力」の考え方――人間は自分の意思で生きていると思っているけれども、実は生かされている――が強かったものだから、そのことが本当にわかるようになってきた。だけれども、いっぺん徹底的に頑張ってやるということがなくて、そこへ行っては危ないと思うし、ダメだと僕は思う。
一所懸命頑張って、つらいし、しんどいし、何でこんな仕事をしなければいけないだろうと思うんだけれども、そうしているうちに河合先生からご指摘があったように余分なところにエネルギーを使わなくて、本質的なところにいけるように、結局患者さんがしてくれると僕は思っているんです。そこまでは通らなければダメだという気がする。

河合 そこのところでときどきわからなくなるのは、教育、訓練の問題ですね。僕らが自分で治すのではないなんていうことを言うと、若い人がすぐ覚えてしまって、そのとおりに思いこんでしまうと、これまたよくない。「よし、おれが治してやるんだ」と必死になって走り回っている人のほうが伸びるところもあるわけでしょう。これがものすごく難しいと思われませんか。

山中 本当にそうです。言葉にしてしまうと大切なことが抜け落ちることがよくあります。

長沼 患者さんと一緒にいるだけでものすごいエネルギーを使いますよね。でも私のエネルギーで治っているのではなくて、そこで一緒に何かぶつかり合って……。

河合 それとやっぱり無駄なエネルギーをたくさん使いすぎているのだとこのごろになって思います。昔はやっぱり使わなくてもいいエネルギーをいっぱい使っているんですよ。それは一所懸命なんですよ。だけど自転車のハンドルを死にものぐるいで握っているのと一緒だと思う。ハンドルみたいなものはそんなに強く持たなくてもいいでしょう。だけどそれは仕方がないのではないかな。

高月 もしこの人が、私ではなくて違うセラピストに行っていたら、もっとうまいことといっていたのではないか、本当にこの人をこのまま引き受けていていいんだろうかとか、別に自暴自棄になるというのではなくて、私に限界があるのに、それに気がついていないのではないかというふうに思う場合もあるんです。

河合 そういうことまで考え出した場合は、患者さんと話し合ったらいいんです。そんなことを話し合わなくてもだいたいうまいことといっているんだけれども、自分としてぎりぎりまで来たと思ったときは、患者さんと話し合うのが一つの方法ですね。またスーパーバイザーに相談するのもよいでしょう。だけど難しいのはみんな、もう私の限界だとか、私はもうダメだとかいうところを越えてうまくいっているのではない？　そう思わないでいくのは簡単な場合ですね。僕もよく言いましたよ、もう僕の限界だから、あんたはよそへ行ったらいいと思うけれども、よそに行くところがないだろう、しょうがないから来るか。確かにその人に対して申し訳ない。申し訳ないけれども、もっとすごい人ってあまりいないからしょうがない。

それと臨床心理の場合の非常におもしろいところは、その人の持っている力が本当に出た場合は、上手も下手もないでしょう。みなさんも見たことがあると思うけれども、マスター一回生に入った人がすごいセラピーをする。あのときの勢いというのはものすごいでしょう。といってその人が次もものすごくなるかといったら、案外ならないことがあったりする。もちろん全般的に見たらよくする人、しない人とできるけれども、簡単に序列はつけられないところがあるね。それもおもしろいところではないですか。

だから、長い間やっているから楽というようなことはあんまり言えない職業ではないですか。

山中 それはないですね。確かに余分なエネルギーは使わなくなってきましたけれども。どれだけやってもこれでいい、十分ということはまずない学問領域というか、実践領域ですね。

ダイナミズムのある学問・実践を

山中　河合先生、学問・実践というところで考えたときに、先生のほうから今後こんなことを学生たちにぜひ心がけてほしいということはありませんか。

河合　そもそも僕らがやりかけたときは臨床心理というものが人の役に立つということでさえわからなかったわけです。僕らがやり出して、さっきの山中先生の話ではないけれども、これは治るのではないかというか、よくなるんじゃないかとうれしくて仕方がないというところがあって、そういう方法でだんだんわれわれも人を指導するようになって、あなた方なんかは相当できるようになってきた。だけど、これを学問にするというのはどういうことかということを、いまの若い人たちはもういっぺん考え直してもいいのではないでしょうか。

私は私なりに何とか体系化を試みたのが『心理療法序説』です。それも大学を辞めるころにやっとできて、いわば卒業論文です。これを超えてもっと体系化していくということは、みんなずっと考えてほしいと思いますね。しかし、体系化は急ぐとダメでしょうね。

高月　「治す」という実践にかかわるのですが、以前に精神科の加藤清先生があるケースを聞かれて、「この人は病気にさせてあげたほうがいいんです」というようなコメントをされたんです。これは、治す、役に立つとはどういうことなのかにかかわってくると思うんです。心理療法家として病気にするということもありうるんでしょうか。

山中　病気になっているということが何なのかということだと思うんです。さっき僕が医学モデルに問題点があるという言い方をしたことの一つにかかわるんだけれども、「治す」（cure）には病気は悪であるという概念が背後にあるんです。

ところが、おそらく加藤先生もその文脈でだろうという気がするんですけれども、一つは自分が病気になることによってやっとバランスが保てるという事態があるのです。個人の中でのこころのバランスである場合、家庭の中でのバランスである場合、あるいはその小社会である場合と、いろいろな次元があるんだけれども、病気になっているほうが本人が耐えられるという事態もありうるわけですよ。それを無理やり治してしまうと、その人はどうしていいかわからなくなってしまうわけです。逆に言えば、もし治したら、新しいバランスを取れる状態までつき合えるかどうかということが問われているわけです。

病気になっているのは無意識のすごい知恵じゃないか、病気になっていることには意味があると私は考えているわけです。その意味をはっきりとらえたうえで、その意味を乗り越えて新しい意味を生成できるところまで行くのなら、治してもいいと思うのですけれども、ただ、症状だけを取って治すという考え方でかかわるのは……。

医学モデルに限界があり、医学モデルだけがすべてではないというのはそういう意味です。治すということはそこのところを考えているかどうかということが問われているんだと僕は思うんです。加藤先生はおそらくそういうことを、さらに宗教的なレベルとか、魂のレベルとか、宇宙のレベルまでも含めて言われているのかもしれません。

河合 そのとおりだと思います。加藤先生も医学モデルが強すぎてみんなが困っていることをよく意識しておられるから、ときどき反対のことをポンと言われてみんなにショックを与えるというか。

それから病気になることによって自覚が生じるということもあるでしょう。病気になることによってその人も自覚するし、家族全体が物事を考えようとするとか。だから、いっぺん下りていって自覚してからということが大事なんです、というような言い方をしてもいいんだけれども……。

望ましい訓練のあり方

長沼 トレーニングの問題ですけれども、スーパービジョンを京大ではわりと安く先輩の方にしていただけるんですよね。

山中 ある期間だけですが、研究室から補助があります。

長沼 そういう制度はほかの大学にはなかなかありません。上智にもなくて、個人スーパービジョンというのは自分でどこか探して、高いお金を払わないとなかなか難しいんです。スーパービジョンはケースを持ち始めたころからなるべく受けたほうがいいとお考えでしょうか。

河合 訓練の中でスーパービジョンはものすごく大事なものだと思います。さっき事例研究の話がありましたが、ゼネラルルールがあって、ルールどおり上手にやったらうまいこといきますというのと違うことをやっているわけだからね。そのときそのときで考えねばならない。そのときそのとき何かクリエートしなければならないという限りでは、個人的に教えてくれる人がいることが決定的だから、スーパービジョンはすごく大事です。われわれがこれから臨床心理学というものをもっと確立していくためには、各大学で個人のスーパービジョンのシステムをどのように教育・訓練の中に入れ込むかということが、大きな課題だと思います。

ただ、京都大学は恵まれていて、非常にたくさんの先輩がいますので、ある程度の報酬のもとに成立している。しかし、これは本当のシステムじゃないんです。

山中　河合先生のときにいまのだいたいの教育体制がほとんど確立した。確かにこれからの課題もいろいろあります。たとえば、スーパービジョンを安く受けられるということは必ずしもいいことではないんです。実はその前の連中は、私がまだ名古屋にいたころには京大からわざわざ高いお金を払って新幹線に乗って来たものです。そのときの意気込みが大事なんです。むしろ制度として決めてあげてしまうと、それに乗っかってしまって、権利としてやり出す。そうするとこころのエネルギーを全然使わなくなってしまうんです。やっぱり自分に一番ぴったりするスーパーバイザーを自分で捜すのだという意気込みが大事です。そのときにはどうしても金がかかるんですが、そのお金は実はけっして無駄ではないんです。

学問でも同じなんです。学会ができてしまうとそれでもういいとなりかねない。確かにそれで救われる人たちもたくさんいるけれども、こころのエネルギーを使わなくなってしまったら、理論や技法が全然使えないというか、本当の意味をなさない場合が出てくる。やっぱり模索している、考えている、悩んでいるということが大事です。もちろん悩みながらいい制度にしていこうとする努力は大事なんだけれども、いい制度があるから必ずしもいいとは簡単に言えないと思います。

河合　僕がやってきたわけで、だから完全なよい制度はつくっていないんです。初めからごちゃごちゃしてはみんなで話し合いをしてちょっと変え、またガチャガチャやっては変えというふうなことをやってきたんで、僕が初めに理想的なかたちを考えて、それを何とかやろうとはしていません。山中先生が言われたとおりです。バチッとできるとダメなんです。みんながわっさわっさとエネルギーを使って動いていないといけない。それがまた臨床心理学の訓練の難しいところですね。完全試合をしたピッチャーは、次に負けることが多いですね。だから完全なことはうっかりするものではないと、さっき冗談を言っていたところです（笑）。

山中　悩みつつ次を目指して一歩ずつやっていく、僕が河合先生から一番学んだことはそれです。

河合　何かダイナミズムを持ったものにしていく、これはわれわれの心理臨床学会もそうだし、各大学もそうだし、どこでもすごく大事な課題ですね。

山中　本当にそうですね。どうも皆さん、ありがとうございました。

5

精神分析の将来像

小此木啓吾
北山　修

◎初出
『現代の精神分析』(こころの科学セレクション)、一九九八年

小此木啓吾(おこのぎ・けいご)
一九三〇―二〇〇三年。東京国際大学教授、慶應義塾大学特別招聘教授(当時)。精神医学、精神分析学。

北山 修(きたやま・おさむ)
九州大学教授(当時)、同名誉教授(現在)。精神分析学。

日本の精神分析研究と「国際化」

小此木　日本の精神分析のこの一〇年のキーワードは、やはり「国際化」でしょうか。

北山　そうですね。

小此木　歴史的にいえば、土居健郎先生の「甘え」の研究が最初で、私も「阿闍世《あじゃせ》コンプレックス」、最近では北山先生の日本語臨床の研究でしょうか。一〇年前までは、国際精神分析学会（以下IPA）で日本の研究者が発表するということはあまりなかった。土居先生がモントリオール会議（一九八七年）で「甘え」について発表され、私もサンフランシスコ（一九九五年）で「阿闍世コンプレックス」のことを紹介しました。この一〇年のあいだに、海外研究者による日本の精神分析、つまり『「甘え」の構造』『日本人の阿闍世コンプレックス』、北山先生の『見るなの禁止』などの研究が紹介され、わが国の研究も海外では評価もだいぶ確立し、研究も進んできています。

たとえば乳幼児研究の代表的な精神分析学者の一人、エムディはとても「甘え」を評価しています。攻撃性でもセクシャリティでもない情緒、ニードを人間はみんな持っているにもかかわらず、これまではっきりと概念化していなかった。そこを「甘え」は適切にとらえていると彼は言います。依存でもなく愛着でもない部分の情緒は、最近の母子関係の研究でも大きく取り上げられています し、欧米人は、大人の親密さの関係のなかでの「甘え」にも、最近ようやく気づいてきたといえます。これについては北山先生も米国の精神分析協会(サンディエゴ、一九九七年)で発表されていますね。

北山　「甘え」も実は日本と外国の間で生まれた概念だと思います。つまり、精神分析は非常に言葉を大事にする治療で、言語化していく作業が治療のプロセスにおいてはとても重要です。無意識そのものも言葉と縁が深くて、いわば内的な言語的世界である。そして、言語は文化によって違うというリアリティがあるわけです。文法も違うし、話し言葉と書き言葉が違うという日本の言語的リアリティがある。思想あるいは態度が同じでも道具が違えば治療の効果も患者との交流も、たとえば治療関係を読むとか理解するというところで違ってくる。言葉が違うのだから、起こってくることや描写されることも当然違う。患者さんも違ったかたちで治療関係を経験していくでしょう。そうすると、従来の、欧米の英語的あるいはドイツ語的なリアリティで与えられた精神分析の枠組みをそのまま日本語に翻訳し、紹介したものとは微妙に違う臨床的なリアリティがみえてきます。

そのリアリティを今度は私たち自身が、「日本ではこうだ」といったときに、言語的リアリティの違いを含めて、自己紹介をしていかなければいけない。そういう意味で、「甘え」というキーワードを使って日本を自己紹介するということは、われわれがフロイトやエリクソンから学んだように、向こうの方々もわれわれの言語的感覚から学ぶものがあるかもしれない、ということなんです。それこそ国際化、相互交流の段階に入ってきたのかなあと思いますね。

微妙なところはたくさんあって、学ぶところがまだまだ多い段階ではあるけれども、相互性みたいなものが、小此木先生の乳幼児の研究なども含めて出てきているのではないかという感じがします。

小此木 いま、北山先生は土居先生のことをいっているような格好ですが、同時に北山先生ご自身の研究の方法論でもあるわけですね。

北山 そうですね。土居先生のなかにもはらまれていたし、小此木先生たちもお持ちだった問題意識だろうと思います。

小此木 北山先生の研究を通して土居先生の方法論がいま、逆に明らかになってきたわけですね。たしかに、土居先生が言葉について早くから研究しておられたことは事実ですし、最初は欧米の言葉に「甘え」に相当するものは見当たらないというところから始まっていますからね。

北山 言語的リアリティの違いみたいなところから素朴に発想されたんですね。

小此木 精神分析において、フロイト派では必ずしも明確にしなかった人間における依存、母子関係における依存という問題を、土居先生は「甘え」を通して取り上げたわけですね。

阿闍世とエディプスの共通性

小此木　日本の精神分析の第一世代といえる古沢平作先生が提起したのが「阿闍世コンプレックス」です。弟子の私の立場からいうと、古沢先生のおっしゃる中心は、阿闍世という息子の側からの親についてのいろいろな葛藤というふうに取り上げる面と、子どもを身ごもったり産んだり、逆にまた殺そうとしたり捨てたりする親の側の葛藤から見る面と、両面があります。古沢先生自身も前半期においては涅槃経で主として前者を、だんだん観無量寿経になって後者をというような変遷もあります。古沢先生という人は、言語化、文章化のたいへん不得意な方でしたから、書いたものをあまりお残しにならなかったので、私としては、そのへんを現代の精神分析との照合においてだんだんわかるようなものに発展させてきたというわけです。私の阿闍世論については、『父、母、子──その愛憎の精神分析』(講談社α文庫)を参照していただければと思います。

現代では、女性の自立とか働く母親とか、母性というものの意味合いがすごく変動しています。少子化現象にも代表されるし、母親になっても子どもを育てたくないとか、子どもの虐待とかがあります。つまり、母親が子どもを持つことや産むことにとてもアンビバレントになっています。

メキシコにフェーダーさんという精神分析家がいますけれど、ＩＰＡで私が「阿闍世」を紹介したとき、大変びっくりして、パーティのときに、自分が研究しているのとあなたが研究しているのは同じことだというんです。彼のテーマは、プレコンセプティブ・アンビバレンス（pre-conceptive ambivalence）です。つまり、妊娠する前に母親が抱いているその子を身ごもるか、身ごもらないかのアンビバレンスをずっと研究しています。彼はエディプスの母親のヨーカスタを一つの例として取り上げています。フロイトが言い出したエディプス・コンプレックスは、エディプスが捨てられ、成長して父親を殺すという話です。ところが、なぜエディプスは捨てられたのか。それはいま、ライウス・コンプレックスという言葉もあって、父親のライウスと母親のヨーカスタが、エディプスを殺そうとしたり捨てようとする以前の、もう一つ前の話がある。その話をつなげると、エディプス・コンプレックスと阿闍世コンプレックスは、共通の認識を持っていることになる。

　このことはロンドンの女性の精神分析家、ラファエル・レフさんもいっています。みんな最近、母性の問題ではエディプスの母、ヨーカスタに注目している。なぜ注目しているかというと、ライウスが同性愛の対象としてある国の王の息子を誘惑して自殺させてしまうということがあって、今度、ライウスに息子ができたら、その息子はお前を殺すだろうとゼウスから呪いをかけられる。だから、ライウスは子どもを持つのをあきらめる。つまり妻とセックスをするのをあきらめている。ところがヨーカスタはそのことを何も知らず、自分は子どもが欲しいので、夫にお酒を飲ませて誘惑し、妊娠する。妊娠してから、「呪いがかかっているから大変だ。お前が産む子は親を殺すかもしれないのだ」とライウスから聞かされ、ヨーカスタは今度は夫と共謀して息子を殺そうとする。このへんの話にはこまかくはいろいろ違いがあるんですが、阿闍世コンプレックスにおける、阿闍世の母親の韋提希《いだいけ》の悩みと共通していて、フェーダーもレフもそこに注目している。

　この話はもっと広がり、フロイト自身が、実は出生の由来をめぐっていろいろ複雑なものがあって、もしかしたら、まだ先妻がいた頃にフロイトの父と結ばれた、フロイトのお母さんが産むか産まないか非常に迷った末に産んだ子どもなのではないか、という議論まであります。

臨床的には乳幼児の精神医学では、母親がこれから身ごもろうとする子どもや自分のおなかにいる子ども、そして生まれてきた子どもに、自分の葛藤をどう投影するか。その投影のあり方によっては、虐待になったり拒否になったりする。そこをどう治療するかというテーマになります。阿闍世コンプレックスについても国際舞台で研究が発展しているわけです。

「見るなの禁止」と無常ということ

小此木　このへんで北山先生のご研究を少し話していただけませんか。「見るなの禁止」から最近の「無常」まで。

北山　阿闍世コンプレックスの韋提希も、エディプス・コンプレックスのヨーカスタもそうですが、母親が実はどういう存在であったかというところ、われわれがこの世に生を受けたときから出発し、だんだん母親を再発見していくプロセス、それが人生というか世界を発見していくプロセスだろうと思うんです。エディプスの場合も、自分の妻が実は母親だったというところは、母親のもう一つの側面を発見したという意味でもあるだろうと思います。つまり、母親の全体をそこでようやくみるというわけです。

小此木　そこは阿闍世コンプレックスとかなり重なり合っていますね。

北山　そうなんです。母親のそういう面を発見していくプロセスが阿闍世にもあります。それまでの母親とは食い違うものである。幼児の頃は母親と寝てもいいんだけれども、近親相姦のタブーがあって、やがて母親とは寝てはいけないというリアリティが待っている。また母親というのは、慈愛に満ちた母親であるかもしれないけれども、実は母親のほうは産みたくなかったり、母親も結婚したくなかったり、母親にも別の人生があったりと、さまざまな別のニードをもっていて、私だけが愛されているわけではない。そこをどう発見していくのか。おそらく世界中の赤ん坊が抱えている問題で、そのプロセスをどう経験したかによって患者さんも違ってくるし、私たちも個性的に違うでしょう。文化においても、それぞれ違いがあるのだろうと思うんです。

エディプスが、この国の不幸はどうして起きているのだろうかと一生懸命に捜し回り、使者を出して、ようやく最後で「なんだ、私の妻が母親だったのか」みたいなことを発見する直前のところで、その話を母親はすでに知っていた。自分の息子と結婚していることを知りながら、それを母親は隠していた。最後のところでエディプスが見てしまうんだけれども、あの場面においても、ヨーカスタは見ないでくれというんです。

後生だから、そこはのぞかないでほしい。のぞいてしまえばすべてがオジャンになってしまうから。あえていうなら『夕鶴』などと同じ流れを持っているんです。つまり、最初は幸せな結婚であった。時がたつにしたがって、何かおかしいということが起きる。最後に見てしまうんだけれども、その見てしまうところがあまりにも急激で、突然で、それまでの母親像あるいは妻の像とはまったく違うものを見てしまい、エディプスは目を突いて退場、母親は自害というかたちです。

そのプロセスで何を見るのか、母親が何を隠すのかというようなことを全部超えて、総合して考えると「見るなの禁止」ということなんです。最初、美しい女房がやってきて、やがて「見るなの禁止」が課される。『夕鶴』でいえば、母親的な女房の「つう」が見てくれるなというんだけれども、与ひょうは時の流れにしたがって結局は見てしまい、関係性が破綻してしまう、あの悲劇です。ギリシャ神話でも阿闍世でも、あるいは日本の昔話にでも、悲劇と名がつくものはこういう要素をもっている。実はアリストテレスもそれを見抜いていて、エディプスを例に、「悲劇の二条件」を挙げている。一つは「新しい発見」で、もう一つは人生がまったく引っ繰り返ってしまうような「逆転」です。この二つが、悲劇として十分に大衆を納得させるものであるとしています。これは相当普遍的な、私たちが生きていることそのものを反映した物語の筋だろうと思うんです。

私が興味をもつのは、悲劇の発生ののち、日本の場合、昔話はとくにそうだけれども、別離で終わってしまう。そのあと夕鶴が居すわったり、与ひょうが夕鶴を追いかけていった話はない。対象関係論的にいうと、よい母親にしがみついていて、まったく反対側の母親を見たときに、ある意味で統合していく。クライン流にいうなら抑うつポジションを通過するということを、一つの課題として精神分析はいうわけじゃないですか。ところが、われわれの心性はそこでまったく止まってしまう。圧倒され、「ただ呆然と見送る与ひょう」で終わるんです。

たとえばいま、「立ち会い分娩」というのがありますが、のぞいた場面は出産の場面であったのではないか。日本では、神話でも、出産して死んでしまった神様（イザナミ）がいて、死んだところを見てしまい、イザナキはあわてて引き返してくる。欧米では、それは見ましょう、愛というものはそれを超えていくものであると。『かえるの王様』でも、かえるがやってきて結婚してくれと迫り、お姫様がいやだ、いやだといってかえるを毛嫌いするんだけれども、最後のところで、なんとかかえるは王子様になるんです。これは向こうの神話とかで二〇〇〇年ぐらい前に完成しているプロットです。『アモールとプシュケー』という物語ですが、最後にのぞいてみた怪物は人間であったんだと。

そこに私はまだ興味をもっていまして、こうやって普遍的なプロセスをわれわれはみんなたどるのに、ところが最後の防衛が、なんとか統合しようという解決もあれば、日本のように隔離してしまうこともある。

小此木　「無常」の話とどこかでつながるでしょうか。

北山　美しいものが最後はそうやって消えていってしまう。『夕鶴』では、最後に夕焼けの空につうが去っていくところを見送りながら、われわれは人生の無常、つまり美しいものが長続きしないことをかみしめて、モーニング・ワーク（mourning work）としていく。

もし、日本の文化を楽しめるようになることが私たちの成熟の条件であるとすれば、日本の文化のもっているはかなさ、無常をとても大事にする文化活動――大文字《だいもんじ》にしても、精霊流しにしても、流し雛にしても、消えていくものをみんなとともに見送って、幼いときから年を取っていくプロセスの一つの大きな節目としていく。ここには、京都に育った私の感覚でもあるのですが、単に醜いものを隔離してしまってよしとしているわけではない、何かかみしめるという感覚もあるだろうと思っていて、無常というところに興味をもって取り上げているわけです。

比較文化的にいうならば、ミケランジェロやダヴィンチをご覧になるとわかるとおり、外国の芸術家はみんな「永遠」を求めて、ちょっとやそっとでは壊れそうもない作品を残していて、実際にイタリアなどに行くと圧倒されてしまいます。決して壊れない美を追求しているように思うんですが、私たちは、消えていくものを一つの美意識として、仏像や浮世絵、歌などをつくり続けているのではないかと思っています。

小此木　私はフロイトの自己分析におけるモーニング・ワーク、喪の仕事こそ、精神分析の源泉だといっているわけですけど、それだけに、モーニングの比較文化的な研究はとても本質的なテーマだと思いますね。このへんの感覚をわれわれ日本人は日本語でしゃべっているという話なんですが、北山先生は、それを外国人に理解されるように発表しているところが非常にユニークだと思います。

北山　送り火だとか、お盆がめぐってきてどんなことを経験したかといったことは、臨床では何度も出てくる話題ですから、患者さんとも、日本の研究者たちとも話ができるけれども、いちばんわかってもらえない相手が外国の方です。「無常」「はかなさ」というのは、抑うつ感覚に圧倒された状態であると受け取る向きもあるようですし、たしかに、その意見もとても大事だとは思います。でも「はかなさ」を極端に押し進めると、人生そのものがはかないということで、ただ嘆きの美学、あるいは諦観という感覚、人生を粗末にしてしまうというところに追い込みますから、大勢の外国の先生たちとやりとりしながら、この日本の感覚をわかってもらいながら教えてもらうと、また自分が見えてくるといいますか、日本人が見えてくる。ですからいま、共有して話をする素材として、とても大事だと思っています。

ただ国際学会でも、もちろん何時間もかければ話ができるのですが、たった三〇分の研究発表でそれを伝えようとするわけで、昔話を出すとか、神話を出すとか、絵画を出すとかいうかたちでプレゼンテーションをしていくと、日本人のいちばんわかってもらいにくいところが、少しはわかってもらえるかなと思っています。

小此木　最近は浮世絵を使った発表もなかなか好評のようですね。

北山　喜んでもらっています。浮世絵は向こうにも関心のあるところですしね。これは私自身の治療感覚でもあるようです。絵画を使ったり物を使ったり、文化素材を生かしてやりとりするのが好きですから、それをそのまま生かすと、ああいうかたちにプレゼンテーションできる。

余談になりますが、私が教育学部というところに就職した最大の収穫は、医学部で浮世絵の研究をやるといっても誰も相手にしてくれませんが、教育学部で浮世絵などの母子像の研究というと、予算が出るんです。要するに文系ですから、隣の美学教室に行けば、コレクションがずらっとそろっているじゃないですか。だから私としてもとてもやりやすい環境を得ましたね。

精神分析家資格の国際基準

小此木　日本の研究の国際化とともに、資格の問題もこの一〇年を振り返ると、大きな話題ですね。

北山　精神分析家資格の国際基準化ですか。

小此木　一種のビッグバンですね。一九九三年のＩＰＡアムステルダム会議で、日本も国際的な基準に一致した教育や訓練をやろうということになりました。何がいちばん重要かというと、精神分析の教育研修では誰でも訓練分析を受けるんですが、国際的には「毎日分析」といって、週に四セッションの精神分析を二年間以上続けるという基準があります。アムステルダム以降、サンフランシスコ（一九九五年）を経て、バルセロナ（一九九七年）まで足かけ五年でやっと「国際基準化」が実現し、新しい訓練基準にしたがって教育を受けた方が資格を獲得する。日本の精神分析も国際的な社会のなかで一人前の臨床的、教育的なアイデンティティを持てるようになった。一〇年前を考えれば、これも大きな出来事だったと思いますが、北山先生はいかがでしょうか。

北山　「基準化」の問題は国際的な交流にわりと積極的にかかわっている人間には鮮明に抱かれる問題意識なんですが、国際的におつき合いのない人たちもたくさんいるわけです。日本の場合、ほとんど外に出ない方が多いでしょう。だから「国際基準化」が果たして共通の問題意識といえるかどうか。でもそれはまさしくわれわれ一人ひとりに問われている問題であって、トレーニングが厳しくなり、現実に週何回の精神分析、何人かのスーパービジョンということになると、トレーニングを実行する側の先生たちのほうが忙しくなって、ライフスタイルの変更を余儀なくされるといいますか、精神分析に自分の人生の大半を割かねばならない。私など、いろいろなことに興味のある人間にとっては、いくつか整理せねばならないという事態も起こっています。

精神分析家の厳格なアイデンティティということでいえば、私がイギリスではじめて精神分析に出会ったころ、「精神分析」と「精神分析以外」を明確に区別する発想を「精神分析」サイドはとても主張していました。つまり、無意識を言語によって明らかにしていくという発想を持つ「精神分析」と、むしろ、その間のギャップを埋めていくような発想の他の精神療法のあり方とはずいぶん違う、といった主張です。だから精神分析の教科書をみると、「その他」はアンチ精神分析というようなかたちです。

しかし、日本ではそういった厳格な区分けよりもむしろ中間領域的なものがものすごく大きくなってしまう。心理臨床学会でもそうだろうと思うんですが、リーダーシップを握っておられる河合隼雄先生は、もちろんユンギアンですが、ユング学会とか分析的心理学といったものは明確に打ち出さないで、ユング派の香りを生かしつつ、全体を大きくしていくということにエネルギーを使っていますね。

日本の精神分析も少しそういうところがあって、中核にある精神分析、ピュアな精神分析があるわけだけれども、その周辺部の充実、中間領域の拡大・肥大も日本では大きな課題なわけです。

小此木　一つにはアイデンティティ感覚の微妙な違いということになると思います。日本では従来、たとえば土居健郎先生にしても西園昌久先生でも、精神分析だけをやっているということではなくて、一方では精神科医としてのアイデンティティもあるし、精神医学の世界でも指導者である。そういう人ばかりですから、「パート」の精神分析家みたいなところがあったんですね。

ところが今度の改革によって、「毎日分析」をやるとなると、時間を決めてきちんと精神分析をこなさなければならない。精神分析家としてのアイデンティティが曖昧では、どこまでが本当で、どこからが応用かという線引きがなかなかむずかしくなってきました。

英国精神分析の流れ

小此木　ところで「無常」もそうですけれども、モーニング・ワークという何かを失ったときに悲しむというテーマがあります。精神分析の応用分野においても、死の臨床も含めたモーニング（喪）の研究はこれらの臨床に貢献する領域だろうと思っています。この領域は、英国のクラインから対象関係論までの流れが鍵ではないかと私は考えています。

本書〔『現代の精神分析』を指す〕の鑪先生との対談では、英国の精神分析について触れていませんので、メラニー・クラインをはじめとする対象関係論が日本でも急速に取り入れられたこの一〇年の英国の精神分析の全体的な流れについてお話ししたいと思います。

まず一九三八年にフロイト自身と娘のアンナ・フロイトがイギリスに引っ越してきた。このアンナ・フロイトが亡くなるまでは、アンナ・フロイトがフロイトの後継者とみなされていた。だからロンドンではフロイディアンというとアンナ・フロイディアンのことで、しかも彼女はクラインと歴史的な論争を続けていました。でもどちらかというと、実はアンナ・フロイトはロンドンそのものよりも、むしろ米国の精神分析、とくに児童精神分析への影響が大きい。米国の児童分析家、そして児童精神科医は、ロンドンに留学したりして、アンナ・フロイトから学んだ流れが主流になったのです。一九五〇年代から米国では、このアンナ・フロイト、そしてマーラーなどの自我心理学が主流だったのです。

　一方のクラインですが、彼女は一九二六年にイギリスに移住しました。一九三二年の『児童の精神分析』はまだドイツ語で出しています。クラインがイギリスに根を下ろし、その流れがクライン派です。クラインの流れの代表的な次の世代というと、ハンナ・シーガルですね。それから、日本の勉強する人々もいちばん興味をもっている人がビオンですね。さらに最近は、日本では北山先生が研究しておられるウィニコットに代表される中間派。最近は中間派というよりは独立学派といわれることが多いですね。

北山　そうですね。中間派というと、折衷派のイメージがありますから。独立して行動を起こすけれども、つながりの緩やかな集団であるという意味合いで、独立学派といわれることも多くなってきました。

　クラインは、フロイト学派の発想をそのまま徹底して早期乳幼児期までさかのぼらせて自分の理論を展開していったというところがありますよね。そのフロイディアン的なものに対して、ついていけなかったものとついていけたものがいて、そこで英国人の経験主義――経験を大事にしよう、臨床的事実を大事にしようとしたのが中間派・独立学派ということです。クラインを勉強するのはとても楽だ、本を四冊も読めばいいみたいな言い方もあって、なにもかも妄想分裂ポジションと抑うつポジションという段階論になってしまう。

小此木　なんで四冊なんでしょう。

北山　メラニー・クライン全集が四冊なんです。それを冗談で独立学派の連中だというんです。独立学派は臨床的事実を大事にして、むしろ臨床に役に立つものであれば、どんな学派のものであれ学ぶことが多いという態度を堅持していますし、治療態度もクライアントのいうことを第一としようという発想があります。しかし「役に立つものならば」というところでは、彼らも、メラニー・クラインとアンナ・フロイト、そしてジークムント・フロイトからも学んでいるところはすごく多いです。

小此木 ごく素朴な質問ですが、ウィニコットの治療の仕方と、クラインの治療の仕方で、いちばん大きく違うところはどんなところでしょうか。具体的に患者さんがいたとした場合です。

北山 果たしてクライン派の人たちがみんな同じ治療をしているのかどうかはわかりませんが、ウィニコットを中心にしたさまざまな中間学派・独立学派の人たちは、それぞれのスタイルをもっていて、それぞれ個性を出している。

小此木 そういうふうに学派でひとからげにすること自体が、あんまり「独立学派」的ではないんですね。

北山 そうです。クライン派のほうは、発表を聞けば、もうこれはクライニアンの発表だとわかる。だから、その違いは大きいんじゃないでしょうか。おそらく患者さんに対してもそういう態度をとるんだと思うんです。

小此木 ごく身近な話をすると、私が主催するこの間の「小寺精神分析研究セミナー」で木部（則雄）先生が、ハンナ・シーガルと対立したクライン派のもう一人の代表的な精神分析家であるメルツァーの話をしました。メルツァーの「サイコアナリティック・プロセス」（精神分析過程）の紹介をされました。それでよくわかったんですけど、最初、私はメルツァーという人はビオンなどと並んだすごく大きな山だと考えていた。ところが、だんだんわかってくると、必ずしもそうではないんですね。メルツァーという人はアメリカ人で、クライン派の持っている特有な臨床感覚と方法を、とてもコンパクトに、むしろテキスト的に、わかりやすくした人なんですね。やはりアメリカ的なんですよ。それとメルツァーには信奉者が集まったのでよけいに大きな山イメージにまつり上げられたのかもしれない。

どうしてそう思ったかというと、治療が始まると、毎日分析をやっているから土日が休み、あるいは四日だったら土日月と休みで、四日やって三日休む。すると、三日休んだときに、四日間続いていたものが切れますよね。その切れたことについての不安とか怒りを、治療をはじめて一週目、二週目からどんどんつなげて解釈する。患者さんのほうにはピンとこないことをどんどん言うというんです。

北山　患者さんにはピンとこないんですか。それはもう公表されていることなんですか。

小此木　公表されている？　だって、それ、クライン派にはごく当たり前のことなんでしょう。患者さんとの間にずれがあっても、一、二週目からそれをやってゆく。このかかわり方をメルツァーはギャザリング・トランスフェランス（gathering transference：転移を集める）といっていて、メルツァーのいう精神分析過程の第一の課題であるというんですね。ところが面白いことに、衣笠（隆幸）先生に教育分析を受けた人もそれをやるのが、当然と思っている。

北山　ギャザリング・トランスフェランスを？

小此木　ええ。その人に私がスーパービジョンをしていると、面白い混乱が起こったんです。私は、どうしてそんなことを最初からやるんだというんですが、よく聞くと、それが精神分析、とくに毎日分析の当然の方法だと思っている。そのことから思ったのは、どうもこのやり方は何もメルツァー固有のものではなくて、むしろロンドンのクライン派がそうらしいということです。

北山　もし、それが出してよい特徴だとすれば、決定的に中間学派の人たちは違うんじゃないですか。

小此木　いまのはとても図式的に話ができるので、あえて北山先生にも聞いているんです。

北山　おっしゃるとおり、クライニアンのそういう態度は、マイケル・パーソンズといういま独立学派の中堅のトップにいる連中と話をすると、決定的に違うんですね。クラインはほかの言葉をしゃべることを許さないぐらいの枠組みをもっているわけです。

小此木　ある意味ではとても主知的ですね、情緒体験以前の言葉がどんどん使われていく。

北山　独立学派の人たちはギャザリングなんかしないんじゃないですか。むしろ見守って、やがて生まれてくるものを待つ。

小此木　米国の自我心理学から、コフートの自己心理学までがずっと同じように並んでいるのは、いま北山先生のいった待つということ、ある程度の治療関係ができること、そこである種の共感的な交流ができ、ある程度、作業同盟ができてはじめて、解釈なら解釈という言語的なものが働くようになる。どうやらそこがクライン派はずいぶん違う。ロンドンのクライン派に対する批判もそこから起こったのかと思ったわけです。

北山　先ほど申し上げたように、ある種の枠組みがあって、その枠組みに当てはめていくような治療者の介入が、どうしても顕著にみられます。

小此木　もちろん具体的な事例でいうと、おそらくクライン派の人たちだって個々の治療者によって違うのだと思うんです。だけど図式化していうと、そういう面が伝統的にあるみたいですね。

北山　あると思います。私にとっては、クライン学派のように早期から解釈していかないで、解釈のための準備といいますか、解釈をつくり出す以前のやりとりそのものがいちばん面白いところじゃないかと思っています。

小此木　その部分が英国での独立学派の一つの出発点なんでしょうね。

北山　ええ。それと、言語的な治療という意味合いからみると非常に面白い問題ですね。言葉はどこから生まれてくるのか。解釈は分析家の側から生まれてくるという教条的発想と、治療関係あるいは患者のなかから生まれてくるというものとは、ずいぶん違う感覚ではないかと思います。

小此木　クライン派の流れについていてビオンの理解が大事だと思います。ビオンの考え方になってくると、かなり違ってくると思うからです。対象関係のコンテイニング・ファンクションは、母子関係理論になってそれまでのクライン派に新しい図式が提供されたと思うのです。

だからビオンになってクライン派に、ウィニコットと共通項が逆に生まれたんじゃないかとは思うんですけれども、独立学派では投影同一化みたいなものはどういうふうに考えているんでしょう。

北山　投影同一視という言葉を積極的に使うか使わないかで、クライニアンかクライニアンではないのかという分かれ目が出るとすれば、投影同一視という言葉を独立学派の人たちにあまり使いません。

小此木　やっぱり使わないんですね。

北山　私たちのなかに起きているさまざまな情緒は、患者あるいは被分析者由来のものであって、それを解釈していくというような格好のものを前面に押し出すクライン派の姿勢とまったく食い違う態度になるんじゃないですか。むしろ、私たちはそれを待つ。私たちが抱えて、経験しながら、やがて何が起きていくのかを待つということであって、あわててどうこう理解して返していくということにかかわらなくてもいいんじゃないでしょうか。

小此木　クライン派のほうからいえば、投影同一化の理論が出てきたことで、早期解釈を可能にする理論的な裏づけが得られたということですからね。

米国精神分析との関連

北山　アメリカのT・オグデンの本を読めば、うまい具合にウィニコットとクラインを統合していることがわかります。私としては、そこは言語で返すのではなくて、なんらかのかたちでフィードバックしていく、そのプロセスが大事なのであって、言語的な解釈によらなくても、身振りや手振り、そして考え方などさまざまな動きのなかでも表現されているのである、というふうになれば、ウィニコットのホールディングとクラインやビオンのコンテイニングの違いはなくなっていくんです。

小此木　最近はＩＰＡでも「コモン・グラウンド（共通性）」ということがわざわざシンポジウム

のテーマになるくらいですから、どちらかの学派だけしか知らないという人は、たぶんいないでしょう。だから実際の臨床感覚は、いま先生が最後にいわれたような感覚になってきていると思います。

北山　これは正直に申し上げられることだと思うんですが、オグデンもそうだろうと思うし、そのほかの人たちもそうだろうと思うんだけれども、クラインのように、あるいはクライン派のように、最初から言語的な解釈をばんばんしなくて、クラインたちがいっているような現象は起きています。治療的にうまく流れていって、あとで振り返ると、クライニアンの概念を使ってこのプロセスを説明するととてもわかりよいということがたくさんあるんです。

小此木　なるほど。その通りですね。

北山　やっぱりメラニー・クラインはすごいなと思うところです。コンテインだとか投影同一化だとか、妄想分裂的ポジションから抑うつポジションへとかいうあの話は、わかったからといってすぐに解釈するのではなくて、そういう感覚、枠組みをもってみて、そこに身をおいてやりとりしていれば、いろいろなことも起きるわけです。ウィニコット流に対応することもあるのです。しかし振り返ったとき、本当にメラニー・クラインのいっている現象は起きています。そこで素朴に疑問を発したいのは、言語的な交流、つまり解釈が本当に意味があったのかということです。それは理解して、モデルとして患者さんの理解に生かしていくだけで十分なのではないかと思います。

小此木　アメリカの精神分析が二〇年前までの自我心理学一辺倒だった時代に比べると、いま二つの流れがあり、一つはコフート、それからストロロウです。ぼくは最近、ストロロウの臨床感覚にとても共鳴しているんですが、しかし、ストロロウの臨床感覚は先生がいわれているウィニコット、ビオンとは続いています。

北山　ええ、文脈ということを理解するのはね。解釈がどこから生まれてくるかなんて、まったく同じですよね。

小此木　母子相互作用に関するエムディやスターンの影響もあって、共感と介入―解釈、つまり前言語的な情緒の通いあいと、言語化の問題が、現代の精神分析の各学派を超えた、治療関係論の共通のテーマになっています。

それにストロロウになると、コフートを超えてナルシシズムの問題、たとえばコフートのいう自己愛転移も自己愛人格だけに起こるものではなく、むしろどのケースにも起こるという考えですから、もっとどの治療にも広がってきています。

それからこの前来日したフレッド・パインさんみたいに、いまアメリカはマルチモデルですね。

北山　マルチモデル・フロイディアンといわれる人ですね。

小此木　だから、アメリカはクラインはカンバーグ経由で、直接はウィニコットの取り上げ方のほうが大きいですね。ウィニコットは自我心理学とは結構つながりますからね。

北山　そうですね。自我の未熟さというものを認めますから。

小此木　それから、外的な環境というものを設定していますから。ウィニコットの意味での対象関係論、もともとのフロイトの自我―欲動論とストロロウ、コフートのセルフ、それらの流れが並んでいて、それぞれのモメントと、それぞれが意味を持つという考え方で折衷的ともいえるし、統合的ともいえるし、まあ、こういう精神分析の流れがアメリカでも生まれています。そのへんが現代の精神分析の動向の一つの特色であるといってよいでしょうかね（パイン〔斎藤久美子訳〕『臨床過程と発達Ⅰ・Ⅱ』岩崎学術出版社）。

北山　いま名前がどんどん挙がっている人たちは、結局は抑うつ感情というものの生まれるときの罪意識だとか、傷ついた感じだとか、見捨てられ感覚だとか、人生がうまく行かないんだということで呆然としたりとか、空虚であるとか虚しいとかいうような感覚にも通じるところがありますよね。このへんの情緒は、もちろん、クラインは抑うつポジションといっていますし、ウィニコットは脱錯覚といい、コフートは、自己愛の傷つきというところを理解して、人間とはトラジックマンといって悲劇的な存在であると考えています。それは私の大文字問題ではないけれども、結局、人が人として生きるときに「私」という感覚を味わう、その瞬間であるというところは、みんな同じように味わっていることは事実です。ただ、使っている言葉が違うだけであってですね。そういう意味では、このへんがいまいちばん面白いところなんでしょう。

それと母子関係論が非常に中心になっています。また、母子関係論から二者関係へということですから、それは治療者—患者関係であるというところをみる枠組みとして非常に便利で洞察的であると感じます。

小此木　日本でも最近、アダルトチルドレン・ブームがあります。とくにアメリカで、本当の意味での近親相姦の被害者とか、心的外傷という問題がとてもリアルに、幻想の世界ではなくて事実として起こっている。主としてアメリカ精神分析の話ですが、心的外傷による解離障害（とくに解離性同一性障害でこれまで交代性の多重人格障害といわれていたもの）と人格障害が大きなテーマになっています。すべてが心的外傷の産物だみたいな言い方もされていて、かつて一八九〇年代に、フロイトがヒステリーについて精神分析の理論をつくるとき、心的外傷説から内因抑動説に変わった（一八九六年）という歴史に遡って、もう一度、当時の研究に立ち戻らなければならないとか、そこは精神分析だけではやっていけないとかいう議論が活発です。これが精神分析の、いま出会っている大きなテーマです。わが国の臨床心理や精神医学領域でもこのテーマは、学会でも出てきているし、どういうわけか、大学院生とか若い臨床家はビリー・ミリガンみたいな多重人格とかのテーマが好きですね。でも、精神分析のなかで環境の悪さから起こってくる問題をいちばん積極的に取り上げているのはウィニコットですね。ところでウィニコットはディソシエーション（dissociation）という言葉を使っていますか。

北山　使ってないです。「偽りの自己」です。

小此木　そういう意味では、もともとジャネの概念だった解離については、もう一つ独立学派とは違って現代的な意味合いができているんでしょうかね。

北山　環境論というのは、レインなどと結合して分裂病論になり、それでちょっと行き過ぎたところがあるとは思うんです。けれども、いま人間が抱えている不幸の一つのかたちとして、パーソナリティの問題や重症のヒステリーの問題を考えるには、ウィニコット論はとてもわかりやすい。アダルトチルドレン問題もウィニコット論ではないかと思うときがあります。

外的環境を考慮した主観的心理学といいますか、それは精神分析のいま求められているものではないかと、ぼくは我田引水ですけれども、思いますね。

文化としての精神分析――二一世紀に向けて

小此木 今後の精神分析、来世紀へ向けての精神分析を考えて、締めくくりにしましょう。

私は、治療として考えた場合、応用的な、精神分析的な心理療法は続くでしょうが、「毎日分析」のような治療法としての精神分析療法は、これからの社会生活のなかで減少していくと思います。こころの臨床家にとって、教育的、訓練的な精神分析、訓練の方法としての毎日分析のシステムは、もっと大事にしてもよいのではないか。精神分析は具体的にすぐに効果を上げるかという問題以前に、どんな領域をやっていく人にとっても、理論面でも方法論の面でもこれからますます大切になって続いていくのではないかと個人的には思っています。

けれども、実際の治療となると、たとえば精神医学のなかでの治療効果についていえば、SSRIがいままでの抗うつ薬や抗不安薬よりよく効くから精神療法はいらなくなったとか、ボーダーラインの人の治療はどういう意味合いのもので、どれだけ時間がかかるかとか、そういう目にみえる治療効果だけで精神療法としての精神分析の意義を追っていたのでは、そこにかなりの無理があると思います。

たとえば、私の患者さんのなかにはすでに、海外帰国者でSSRIを服用している患者さんが何人もいます。SSRIを使うことで、自分の苦痛と情緒や欲動にちょっと距離が持てるようになって、いままで精神療法だけではなかなかその苦痛に耐えられなかった人が、もう少し楽に精神療法を受けられる可能性が高まる面があると実感しています。

北山　それはおっしゃるとおりだと思います。メディカルな、とくに薬物療法を否定した精神分析のあり方は、これからは孤立無援の精神分析をつくるだけでしょう。それは、このごろのアメリカの精神分析的な精神療法家の主張でもあります。協力しあってやっていくしかないのではないかということですよね。

小此木　具体的な治療方法は、新しい薬物療法との協調というか結合が、これからももっと増えていくでしょう。だけど、もう一つ、こころの臨床家の訓練・教育における精神分析の重要性は変わらないと思います。

北山　アイデンティティ確立と、何かあったときの居場所というか枠組みとして、精神分析をしっかりもっておくことが大事であるということになりますね。

小此木　とくにこの本の読者の方でいえば、心理臨床家のなかに、そういう意味での貢献がもっとたくさんできるかなと。

北山　これからのことを考えると、なぜ精神分析が日本に輸入されたときに週に一回の精神療法になってしまい、本格的な精神分析ではなくて、ある意味で簡易化された精神分析が実践されはじめたのかという議論が、この前、欧米とのやりとりであったんですが、そのときの大きな理由の一つは、お医者さんが中心だった日本の分析家は重症の患者さんもみざるをえなかった。重症の患者さんは週に一回、二回やるだけでも大変でして、社会的な生活基盤があって四回、五回通ってくる患者さんではない。実際、分析家としてもっともっとほかにやらねばならないこともあって、週四回の精神分析の実勢はなかなか難しく、それなりの完成度を高めていったのだという独特な歴史があるじゃないですか。

週に一回だから、薬物治療も取り入れていたし、重症の患者さんをみるための経験もあるから、先生のおっしゃったみたいな議論は、これからはある意味でやりやすいと思うんです。先生たちの努力もあって、医学から分離しないで、医療のなかでの精神分析を常に忘れないでおこうとされてきたと思うんです。

ただ、そのプロセスで忘れられていたことが一つあります。それは、精神分析というのはもともとすごい軽症の患者さんのための治療であったわけです。

小此木 私自身もその代表の一人だったけれども、精神分析医、いわゆる力動精神科医たちは、できるだけ重い人を治すんだという姿勢を訴えることで、精神医学のなかに居場所を得ようとしてきた。だから、分裂病の精神療法をやったりボーダーラインの精神療法をやったりして自分たちの存在感をアピールしてきた。

北山 そうなってくると、あえていうならヒステリーのための精神分析、ことの起こりはヒステリーで、精神分析の理論はヒステリーから多くを学んだというのが最初にあった。

小此木 私が慶應病院の精神科からいまのオフィスでやるようになってからは、かなり軽症の患者さんに重点が移っていますね。いままで以上に治療が続けられる見通しがないとやれないから。

北山 だから、今後、未開拓の領域として軽症の患者さんをみる精神分析家が本格的に始動しはじめるのではないでしょうか。私も開業していたからとくにそう思います。一般の方のための、よりよい生活のためにといいますかね。何か障害をもった人が社会復帰するための「絆創膏のような精神療法」ではなく、もっと内面を豊かにするためとかですね。

小此木　「絆創膏のような精神療法」というのは面白い言い方ですね。

北山　よくいうんですが、内科医の場合は「腹痛・風邪ひき」をみるのが開業医の仕事であったように、開業する精神療法家はこころの「腹痛・風邪ひき」をみるようになれればと思うんです。どうしてもこころの「癌」を治療しないと精神科医ではないみたいなところがありましたね。

患者さんが身体症状を訴えて内科に行ったり、別のところに行かれたりするという問題があったとは思うんですが、また臨床心理士もスクール・カウンセリングとか職場カウンセリングとかで、軽症領域の分野にも進出しておられると思います。そういう意味合いでも彼らと精神分析は連携できます。

小此木　もう一つ北山先生に聞きたいんだけど、病気がどうのこうのというより、精神分析についても精神療法についても、クライアント自体のサイコロジカル・マインドの役割がとても大きいでしょう。こういう本を読む方は、まず、できるだけサイコロジカル・マインドのあるようなクライアントで精神療法を勉強することが大切です。フロイトのケースは、みんなとても優秀な女性ばかりです。

北山　前からそのことは話題になっていたけれども、まだまだ手つかずになっています。やはり内的な宇宙を旅するための精神分析ですから、内的なことを否認して発症しておられる方を、内的な宇宙を旅することで世界をもう一度豊かに経験してもらうというような精神分析プロパーの発展と実践に私は期待しています。

最初、フロイトのときにあったもの、つまりみんなが持っている文化を大事にする精神分析であったと思うんです。そのことのために、私のやっている日本語臨床とかそういったものも総動員し、来世紀を迎えることができたらいいなと思います。

小此木　精神分析というのは単なる医療方法ではない。それだけではなくて、とても質の高い特有な文化だと思います。どうもありがとうございました。

6

社会的養護とこころの居場所

村瀬嘉代子
田中康雄
青木省三

◎初出
『こころの科学』一三七号（特別企画「児童福祉施設」）、二〇〇八年

村瀬嘉代子（むらせ・かよこ）
大正大学教授（当時）、同名誉・客員教授、北翔大学大学院客員教授、日本心理研修センター理事長（現在）。臨床心理学。

田中康雄（たなか・やすお）
北海道大学教授（当時）、同名誉教授、こころとそだちのクリニック　むすびめ院長（現在）。精神医学。

青木省三（あおき・しょうぞう）
川崎医科大学教授（当時）、慈圭会精神医学研究所所長（現在）。精神医学。

青木　今日は「社会的養護とこころの居場所」と題して、児童福祉施設のなかで、子どもたちはどのように健康に育っていくことが保障されるのか、ということについて、私たち三人で自由に話しながら、今後の児童福祉施設の方向が見えるようなお話になれば、と思っております。

今、児童福祉施設はハードの面でもソフトの面でも変化しつつあります。社会的に変化を求められているという点もありますし、また入ってくる子どもたちも変わってきているように思います。そんななかでまず、ハードの面で大きな寮のような大舎制から、家族的な小舎制へというのが、流れとしてあると思うのですが、その点についてはいかがお考えでしょうか。

村瀬　人は家庭や家族という集団でのなにげない日々の行いのなかで、お互いに思いやり、支え合うという振る舞いを会得していくのが本来の姿でしょうから、限りなく家族生活に近づけるという意味で、小舎制はベターだと思われます。

ただ、何でもサイズを小さくすればそれで解決するのかというと、ハードはソフトの裏打ちがあって意味が出てきますので、ではソフトの面をどうやって充実させるかが、大きな課題になってくると思います。

青木　これはまったく違う話題なのかもしれませんが、たとえば子ども時代に自分の家でごく当たり前にやっていたことが、友だちの家に遊びに行ってみると、ごはんの食べ方一つにしてもまったく違っているのに驚くことがありました。小学校でも教室によって雰囲気がずいぶん違っているけれども、その場にいる人にはそれが見えにくい。サイズを小さくすればするほど、一人の人間の場の雰囲気やルールへの影響が大きくなるようにも思いますが、そういった点はいかがでしょう。

村瀬　ソフトの面と申し上げたのは、まさにその点です。小舎制だと、そこの職員のあり方が、色濃く長時間に影響してしまいます。そこでの対人関係がどうなっているのか、子どもがありのままでいられるのか、小舎での暮らしを相対化して考えながら、職員が現実のなかで最良のバランスを維持されていくのだと思うのです。忙しいなか、次々といろいろな問題が起こるなかで、ともすれば、相対化して考えたり、全体状況を視野にとらえたりすることはとても難しくなります。そこが施設にとっての課題であり、勉強していかねばならないところですね。

　理論や技法を勉強することはもちろん大切でしょうが、それを超えて、この子ども、あるいはこの状況にきちんと目を向けること、そして全体の状況でそれがどういう意味があるのかと冷静さを失わずにバランスを考えることで、問題点がカバーされるのかと思います。

田中　ぼくは大舎制に対して課題があると感じていました。いちばんは、本来子どもたちは子どもたちで文化を創っていくはずなのに、養護施設は職員集団対子ども集団という対立軸で、成立されているということですね。職員集団のなかでも、子ども文化を尊重するスタッフと、職員文化を尊重したいスタッフのあいだで亀裂があった。こうして、非常に複雑な状況をつくっていたのが、大舎制の問題だと思います。

児童自立支援施設の小舎制を見せていただいた経験では、おっしゃったように、擬似家族のような家庭的な状況をつくりあげていくので、それぞれの小舎に「家族文化」が成立していきます。それが、もしかすると、子どもにはなじめない文化となって、しかも子どもたちが八人程度の場合には、逃げ場がないというような状況が出てくることもあるでしょう。結局、これはサイズだけの問題ではなく、その状況の意味が問われないといけないということだと思います。その意味では、ハードとソフトが融合していかないとシステムはつくれないというのは、おっしゃるとおりでしょう。

［児童養護施設は、一舎に児童がどの程度の人数で生活しているかで、大舎、中舎、小舎制としている。大舎制は一舎に二〇名以上、中舎制は一三～一九名程度、小舎制は一二名までの児童が生活している。大きい舎のほうが共同生活的になるが、プライバシーは守られにくく、家庭的雰囲気は出しにくい。一方で小舎制は、多くのスタッフを必要とするが、家庭的な雰囲気での生活になりやすい］

胸を張れるかどうか

青木 いま田中先生がおっしゃった職員集団と子ども集団というような図式は、私たちは日常的に学校でも経験することですね。健康な学校や組織とはいったいどういうものなのかというようなことにも通じる問題だと思います。また、村瀬先生が小舎制で指摘されたことは、ある意味では、健康な家庭とはいったいどういう家庭なのだろうか、ということに通じているのでしょうね（「健康」という意味がものすごく難しいと思いますが）。

村瀬　ええ、今は、家族の生活はいったい何が標準かといったことが非常にわかりにくくなってます。一つ屋根の下で同居人がバラバラみたいな生活もないわけではありません。私、ある時期までは、養護施設は家庭がない子どもに対して家庭に代わるものである、本来の家庭に及ばないというイメージをもっていたのですが、そうしたことを考えると、子どもが育つときに何が必要かという育児や養育のモデルを、施設から世間に向けて発信していくというぐらいの転換期にきているのではないでしょうか。

それほど大きい問題でもないと思うことでも、すぐにもてあましたような気持ちになるような、全体に子育てに対して自信のなさとか戸惑いが目立つような状況が、残念なことに世の中全体に増えているように思うのです。そういう意味で施設は、「しょせん施設だ」という、ある時期まであった感覚を改めて、子どもは何を必要としているか、大人になるために私たちは何を提供できるだろうかというふうなことを発信していくことができるのではないか。ちょっと飛躍しすぎかもしれませんが、養育文化や育児文化をむしろここから発信するくらいの、いい意味での自負心が施設の側にあってもいいのではないでしょうか。子どもも、そうした自負心をもっている人に出会って育てられれば、自分の誇りになるのではないかと思うのです。

自分はどこで育ったかといった話題を避けたい気持ちになるよりは、自分は施設で育って、ここはこうだったとすっと言えるように本当はありたいですよね。いま、それにずいぶんためらいをもたれるというのは否定できない現実だと思います。

田中　胸を張れるかどうかは、そこの育ちで何を得たかということがいちばん問われるのではないかと思います。

聞いた話ですが、児童自立支援施設の卒園生に、ケーキ屋をしている人がいるんです。彼は懇意にしているお客さんに、ぼくは児童自立支援施設の出身だと胸を張って言うんですね。彼は、年に数回ぐらいケーキを持って自分がいた施設に行くというんです。そして子どもたちに、頑張ればこのぐらいできるというモデルを示す。そこで出会った職員への恩義といいますか、そこで育てられた、鍛えられたという思いがすごくある。

だから、胸を張れるかどうかというのは、一つは大きくこの国がもっている差別感とか、施設に対する価値観みたいなものから醸し出されるものもあるでしょうが、もう一つは、そこで得たきずなのような、育てられた思いというものをもてるのかどうかもあるのでしょう。

ただ、おっしゃるように、その出自については、ほとんど口を閉ざすというか、結婚されてもその話はほとんどされないという方のほうが圧倒的に多いように思います。

青木　いまおっしゃったことはとても大事なことですよね。一般化はできないかもしれませんが、ある人との出会いによって自分が変わった、あるいは成長したという感覚をもって大人になっている人たちが、明らかにいるということです。たしかに、ある人と出会ったことを支えにして、養護施設の経験を語る方がときどきいらっしゃる。どうすればそれが全般的なものになるのか、ということでしょうか。

村瀬　そうなっていくためには、いちばん直接的にかかわる職員が、どのように研修し、どのように資質を向上させるかという問題も一つにはあるでしょう。ですが、この問題はなにか特殊な子どもたちとそこにかかわる専門職の方の課題とだけ考えるよりも、社会全体が、世の中にはいろいろな人生があって、たまたま、恵まれた人にとっては空気のように当然と思って享受しているバランスのある家庭生活を経験できない人がある。それは、基本的に本人の責任ではないところからそういう運命を担わなければならないわけで、そのような人が世の中にいることを、きっちり考えて、世の中全体が分かち合う——そういう精神風土ができることが大切でしょう。

青木　社会全体の見方・考え方がそのままでは、だれかとの出会いも必ずしも豊かなものにならない、ということですよね。でも、そこが変わるというのは、とても難しいですね。

ドン・キホーテでしょうか

村瀬　いきなり大きなことを考えなくても、その人その人の生活のサイズがありますから、自分のできる範囲で、自分の生活時間の一部や、そのために使えるお金を割いていくのではいかがでしょう。人と分かち合うというセンスをもって暮らすことが、結局、自分の生活にそれなりに彩りを与え、人生を味わい深いものにするのではないでしょうか。

私は、いまから一五、六年前、ある児童福祉施設で、子どもがどういうことを手がかりにし、励みにして大人になるのか、子どもにとって家族とはどんな意味をもっていて、その家族に対するイメージのもち方が、その子の今の精神的な健康さ、あるいは大人になることをどれだけ希望をもって前向きに考えられるかとどんな関係があるのか、という調査をしたことがあります。至誠学園の高橋利一先生が、こういうことは本当に大切なことなのにだれも真正面から取り上げたことがないので、うちの子どもに聞いてくださいとおっしゃってくださってできたのですが。

お許しを得たのですが、とても恐ろしい調査です。家にいられない事情のある子にとってはとても大変なことだし、自分の親なのに思い出すのも胸が痛むというような事情のある人もある、と悩みました。その施設に行き（その当時は大舎制でした）、子どもと一緒に夕食をとって挨拶をしました。

これから子どもたちと一人ひとり話していいということだけれども、こんなことをしていいのだろうかとドキドキしていたら、突然小さな子が「おばさん、馬とびしたことある？」と聞いてきたのです。「そういえば小さいときにしたことがあるわ」「じゃあ、馬になってよ」と。私はその日はふつうのスーツを着ていたのですが、その子に合うようにできるだけ小さくなったら、彼は跳ぶことができました。そうしたらほかの子どもたちも、ぼくも私もと言って（さすがに中学生の大きい子は跳びませんでしたが）次々に走ってきて私を跳び越えました。走ってくる子の身長に合わせて、うんと小さくなったり中腰になったりして、ひとわたり跳んだら、「またおばさん、ここに来る？」と聞かれ、「実はみんなの話をいろいろ教えてほしくて、さっき挨拶したの」と言うと、「待ってるよ」と言ってくれた。

それがなかったら、たぶん私はその調査は、とてもできなかっただろうと思います。内心では、薄皮が張っている生傷に触れるようなことでもあろうかと思い、ためらっていたのですが、子どもがそう言って求めてくれたんです。

この調査の結果はさておき、終わったころに、当然、想像していた以上に現実が厳しいことがよくわかりました。一方で、これだけ過酷な体験をしてきている小学校低学年の女の子どもさんたちが何人も、「私は子育てをしたい」と私に言うんです。私の本職が何かを知っていても、だれも「先生」とは言わないで、「おばさん、おばさん」と言うんですが(笑)、「おばさんは子どもがいるか」と聞かれるので「いる」と答えると、「子育ては楽しいか」と聞いてくるんです。「子どもがいることで生きていることはとても味わいが深くなったけれども、すごく苦しかったり困ったり、ただ楽しくて、面白おかしいということではない、いろんなことがある」と答えたのですが、「私、赤ちゃんを大事に大事にかわいがりたい」と、何人もの子が言う。でも、「私は結婚はしたくない」と、その子たちは、一方で言うのです。

そういうやりとりをしていて、子どもたちの言葉の背景にあるものが、改めて想像されるような気がしました。こちらが素直に真面目に話を聞くと、人間にとって家族や家庭は非常に本質的なものですけれども、それについてどの子も真剣に考えている。そして、本当はそういうことを聞く人がいてほしい、考えていることを話してみたいと思っているらしいことがわかって、なるほどと思うと同時に衝撃を受けました。

青木　なるほど。

村瀬　もう一つ。調査が終わってお別れするときに、夏休みや冬休みにほとんどの子どもが家庭や親類縁者、里親など、何らかのつながりを見つけて短期間でも外泊できる機会があるのですけれど、伝手もなく里親も見つからず、がらんとした大舎制の寮のなかに、二人か三人、残っている子がいることを知りました。それでつい、「よかったらうちに」と言ったのです。それが今日まで続く養護施設とのささやかなつながりの発端なのです。

うちにお招きするのは夏と冬と春の限られた短い時間ですが、子どもたちはだれも私の本職を考えてたずねてきてはいません。〝村おばさん〟とみんな呼んでいます。私の生活ぶりを見て、そこからいろいろなことを会得していく子もいれば、当時存命であった主人が忙しくて食事が一緒にできず、子どもたちが帰るころに帰宅して、夜遅く「さようなら」と挨拶するときにいるだけというのを見て、「おばさんは本当におじさんの言っていることを信じているの？　いつも遅いんでしょう？」と言ったりする子もいる（笑）。よく「子どもなんて」といいますが、いろいろなことを考えてその子なりに配慮しているのだということが非常によくわかりました。

一年に一回しか会わないのに、翌年来たときに、去年の訪問のときに朝から夜帰るまでの間に何をしたか、覚えているんです。うちには知人のお子さんも遊びにみえるのですが、生活が充足している子は、そんなこまかいことは覚えていませんね。そういうたまさかの出会いでちょっとした味噌汁のつくり方のコツなどを覚えて帰って、実践していると聞くと、自分のできる範囲でそういう機会を提供する社会になったらいいなあと思います。これ、ドン・キホーテでしょうか。

知人には、そういうことはやめておけとずいぶん言われました。そんなことをすると、子どもはあなたのところに行ったことと現実との落差によけい不幸な気持ちになるとか、ここの家の子どもになるから帰らないと言いだしたらどうするつもりかとか。そうなるかとも思ったのですが、そんなに最初から悪いことばかり考えなくてもと思ってやってみましたら、これまでにうちにいらした子どもさんは二四、五人でしょうか、そんな懸念が現実になった子は一人もいません。楽天的かもしれませんが、こういうおじさんやおばさんが増えると、とてもいいと思っています。

ステレオタイプな理解

青木　いまの村瀬先生のお話を整理すると、一つは、子どもというのは、いくら幼い子どもであったとしても、自分なりに家庭や家族、あるいは自分の生きていくことを含めていろいろなことをきちんと考えているし、話をしたいと思っているということ。もう一つは、社会的に子どもたちを受け入れていくというときに、日々の生活を自分と子どもたちとでシェアするような気持ちで、ふつうに生きている大人が何らかのかたちでかかわっていくことが必要ではないか、そういう文化をつくっていくことが大切ではないかということですね。

村瀬　何か特別な施設で、特別なケアや治療をするということだけに専門特化するという方向ばかりを考えるのではなく、それを支える社会の質が向上することが大事だと思います。本当はなにげない出会いがたくさんあるといいなと思うのです。

青木　今度は田中先生におうかがいしたいのですが、虐待といわれているものを受けた子どもたちや、発達障害といわれる子どもたちが、養護施設はもちろん、学校にも増えてきている。そのような現状については、どうお考えになっていらっしゃいますか。

田中　ぼくが養護施設にかかわるようになったのは、児童相談所で子どもたちにかかわるようになってからです。当時は虐待からくる深い情緒的行動という認識が浅く、単純に情緒的に混乱しているとか、反社会的な言動を示す子どもと判断して、養護施設に措置される。当然、心理臨床的な専門的対応はない。養護施設に行って話を聞くと、当時は、虐待や不適切な養育のなかで、子どもさんがさまざまな人間不信をぶつける言動を示すという理解ではなく、こういう性分なんだから仕方ない、あるいは親御さんがこういう資質だから、それを受け継いでいるんだと決めつけられるところがあった。だから対応もケアではなくてコントロールになる。そこにアプローチしようと参加したのが始まりです。

その後、発達障害があると思われる子どもたちの医療ケアの場に参加するようになってから、徐々に、養護施設や児童自立支援施設などにも、発達障害と診断のつく子どもたちがかなりきていて、職員も今までの子どもたちとは違うニュアンスをもった子どもたちがいることがわかって、児童自立支援施設にも行くようになりました。

でも、まだはっきりとはわかっていないところですが、発達障害と診断される方の割合が増えてきている。これは非常に奇異なことではないかと思っております。ぼく自身は、そういった発達のアンバランスは、どのお子さんもある程度もっていて、それを浮上させない力が、それこそ養育や家庭、環境など、社会的なさまざまなところに、いわゆるセーフティネットとしてあったのではないかと思うんです。そのセーフティネットが非常にずさんになり、そのアンバランスさがどんどんと目立つような状況になってきて、パーセンテージが増えているのではないか。発達障害が強く認識されるようになってきたときに、セーフティネットから本来遠い子どもたちが、いま改めてそのような診断を受けるという事態になるのは、ある意味当然かなという気がしています。

杉山登志郎先生は、虐待が、発達障害的な、不可逆的な、器質的なダメージを生むとおっしゃっています。そういう医学的な見解はもちろん大切です。しかし今度は、育ちのなかで生じる不適切さが子どもに与えるダメージを、虐待という枠組みにはめ込んで、虐待を受けた子はこうなるというステレオタイプな理解をして、一人ひとりの声をちゃんと聞かなくなるのではないか、というのも危惧しています。発達障害についても、行動レベルでの診断があまりにも安易にできるがゆえに、診断が一人歩きして、いったん診断がつくと、その子自身から遠いところで治療だけがすすむような対応になるのではないかと心配するんです。

児童福祉施設が医療的な情報に縛られ、翻弄されて対応するといったことのないようにしなければならないというのが、医療にいる人間としての懸念です。同時に、医療的なエビデンスをきちっと伝えたうえで、誤解なく子どもを理解するチャンネルを増やすという活用の仕方を、施設の方々にしていただきたいと思っています。

事例検討会などをしますと、この子は本当に発達障害なのかどうかということがほとんどわかりません。蓄積した情報がないことも一つはあるのですが、実際に、通常の臨床の外来レベルでみる子どもたちとはまた違ったものを背負っているわけで、ぼくらがもっている診断マニュアルの目次に当てはめて検討しようとすると、そこにずれがある。それに早く気づかないといけないのですが。

青木　最初は精神医学的な考え方があまりにもないことに問題を感じられたけれども、最近は逆に、以前あった、その子の生きてきた歴史や、性格、特性といった見方が消えてしまい、ある障害に合わせた対応に偏ることに対して疑問を感じていらっしゃる、ということですね。

田中　そうですね。最初のときにいちばん問題だったのは、ぼく自身が児童相談所で診察をしていても、その子の声を聞けなかったんですね。まずおしゃべりしてくれませんし、初歩の初歩の関係性が成立しないという状況のなかで判断しなければならなかった。そうなると、「この子はすねている、わがままである」という職員の話に、そう言えなくもないと結論せざるをえなくなってしまう。そこには、ぼくらの精神医学的な接近の仕方に課題があったのだと思います。一方で医学的な見解が出てくると、今度は医学的な見解に当てはめた判断をしようとする。こちらも子どもの声を聞いていないんですね。

　結局、主役である子どもと関係性をつけ、話を聞き、出てきたことばの裏を含めてていねいに見据えていくというような手だてを、ぼくはこの分野に関してなまけてきたのではないかと痛感しています。先ほど村瀬先生がおっしゃったような日常のなかでの、さりげないといいながら、実は配慮のある対応という部分が、医学モデルのなかでは十分に活用できていなかった。ぼくがやってきたなかで、そこは欠落していたという反省があります。

青木　今のお話をうかがっていて思ったのは、たとえばわがままではないかというような視点も、ある意味で大事かもしれない。「わがまま」というのは語弊があるかもしれませんね。子どもを一人の人間として、ふつうのことばでとらえていって、それと医学モデルとをうまくバランスさせる。

田中　そのへんをつねにもっていないといけないのだと思います。

初めて人としての話をした

村瀬　いわゆる虐待にあって、こころに痛手をもっている、そういう子どもが行動上の問題をもっているといわれておりますよね。そうした行動上の問題を列挙すると、発達障害の定義に該当する現象が多いし、そのレベルで考えると、イコール発達障害とされてしまう。ですが、実は、発達障害の方でも、その人の個人的な素質によるところの度合いが大きい人もありますし、先ほどからお話のある成育の過程での支えとなるものがないまま、脆弱性が拡大再生産されているようなかたちで、見るからに障害という場合もあります。現象として現れている障害の強さと、では、それがどういう背景でそれだけのかたちをとっているのかという、時間と空間、両方から背景を考えた理解の仕方が必要です。

私がこんなことを言うととても差しさわりがあるのですが、ＩＣＤとかＤＳＭのあるレベルの理解をそのまま強くもっている方が、その子どもの現象を見ると、どうしても発達障害が重いと機械的に判断されてしまう。やはり、なかの要因がいかように絡まっているかを的確に知ることが、こういう領域での子どもの理解にとても大事なところかと思います。そのことを田中先生とご一緒に経験したのが、大沼学園での音楽の授業でしたね。同じ物理空間の教室で同じ子どもたちに向かっても、授業を展開される方のあり方で、子どもたちがまるで別人のようになるのです。

青木　たとえば診察室あるいは面接室というある空間のなかで、自分との関係のなかでこういうものを呈しているけれども、まったく違う場面では、生き生きとした子どもが現れるということは、たしかにあります。発達障害であったとしても、どこでも二四時間発達障害であるというようなものではないように思うんです。障害が緩んだり、表情が違ったりというのは、明らかにあるように思います。そういう意味でも、この子はこの診断に当てはまるからと、診断が硬直的に一人歩きするのは、施設のなかにおいてはちょっと気をつけなければいけないところでしょう。

村瀬　先ほど田中先生が、なかなか話そうとしない子どもを前にして、その状況ででも何か一つの判断をしなければならないということをおっしゃいましたが、もう一つ、生きていくことに失望している人は、ちょっと見るとたくさん話しているのに、話していないつもりであるということがありますよね。施設で、対応にみんなが苦慮していて限界だといわれている子どもと話しているときに、「今日、初めて人としての話をした」と言われてびっくりしたことがあるんです。普段、あんなに人の迷惑になるぐらい話して、騒いでいるのに（笑）。でも、よく聞いてみると、本人としては、それは記号としてのことば、サインとしてのことばを話しているのであって、私というものを伝える、知ってもらうための話は、してこなかったと言うのです。

施設で育って四〇代になった方の話ですが、なるべく腰をかがめて生きていけば世の中を無難に渡れると言われて、自信が乏しいまま、とりあえず密かに生きてきた。その方が、子どもを育てて壁に当たり、親としての意見を言うときに、私という人間の意見を言っていいのか、私はどういう意見をもつべきかわからないとおっしゃるわけですね。そうした話をしたときに、「今日、人としての会話を初めてした」と言われて、私は大ショックでした。

ですから、話すということについても、傷を負ったような経験をもっている方は、いったいどういうレベルで話されているのかが気になるのです。つまり、量ではなくて質をともなった会話ですね。ふつうは、こういう行動が多くなるほど重いという量的な見方がわかりやすいですけれども、それと質とのかねあいをどうとるのか。

青木　その人が本当に困っていること、あるいは自分でも感じているのだけれども、しゃべりきれない、どうしたらいいのだろうかと思っていることについて、こちらがきちんと聞く、あるいは尋ねることでしょうね。聞かれることによって考えが深まることもあるわけですから。

村瀬　そうなんですね。最初にソフトとハードということが出てきましたが、仮に運営面が非常に充実しても、いま青木先生がおっしゃったようなところが十分でないと、せっかくのハードも十分力を発揮できないのではないかと思います。

ある意味での覚悟

青木　養護施設全体の方向性として、心理的・治療的な側面をよりもたせていくような発想、あるいは動きがあると思いますが、そのあたりついてはいかがお考えですか。

村瀬　一部には治療ということを考えなければならない子どももさんもいることは事実だと思います。ただ、人が育つというときにとても大事な、本質的な課題は、先端の技術に出会い、そこでハッとインパクトを受けて治癒が起こるとか、何か変容が起こるというよりも、さりげない行為のなかにあるのではないでしょうか。人として大切なものの感じ方、考え方が育つには、あるいは深い孤立感が癒されるには、さりげない、日常的な振る舞いのなかから伝わるものが、大事な意味をもつのではないかと思います。

たとえば、施設から抜け出して、なかなか遠くまで行けないけれども、さんざん心配させてみんなに探させ、ようやく連れ戻される、あるいは本人から帰ってくる、というのはよくあることですが、忙しくて人手がないときにそうした行いを繰り返されると、迎えるときにこころの底から「あっ、やっぱり帰ってきたのね。お帰り」と言うことはなかなか難しい。受け入れられている、自分はここにいていいのだという安心なくして傷を受けている子どもは立ち直っていけないだろう、と言葉で言うのはとても簡単なことですが、本当に子どもに伝わるのかというと難しい。逃げて帰ってくるたびに「よく帰ってきたね。ここで一緒に暮らしていくんだよ」ということばが聞けるのと、「ああ、またか」と言うのとでは違いますよね。聞くと、本人は、「ああ、またか」と言われるのは理解できるとしても、「帰ってきたね」と迎えてほしい、と言うのですね。

そこが、言説のレベルで私たちが言ったり考えたりできるということと、振る舞いに本当ににじみ出るかということとの違いであり、難しさです。しかも、その子に伝わるのは、立ち居振る舞い、なにげないことばのほうであって、いかにも治療文化のなかから生まれてきたことばではないのです。そういうことをちゃんと認識したうえで、特別なセッションの面接ということの意味があるのではないでしょうか。生活を基盤としたうえに、特別にこういう時間でこういうことをしようというような治療はありうると思うのですが、土台のところでの充足、あるいは子どもにとって大切な援助だという認識なしに、あの子は大変だから治療のセッションを二倍にすればどうだろう、三倍にすればどうだろうということではないように思います。

田中　治療というと、何かうまくいっていないところを修正するとか、よくするとか、なにかパーツを交換するような発想になりがちです。でも、こういうところで生活している子どもたちの背景のすさまじさを見ると、にもかかわらず生きる力を彼らはもっている。そういう彼らに対して、交換ではなく、その力を活かせるような保障を共有していければいいなと思っています。たしかに、医療的な特性を知ったうえでの声のかけ方や配慮の仕方、なぜあきらめたらいけないのかという理論武装は必要でしょう。きっとスタッフには、医学的な知識も含めて心理的な背景を知っておく必要はあるのでしょう。でも、それ以上に、人としてこの子に向き合うという、ある意味での覚悟みたいなものが大事なのかと思います。マンネリやなれ合いにならないよう、つねに新鮮な気持ちで、その子に向かうことができるのかが、職員に課せられているわけです。その意味で、職員の辛抱は大変重要でしょう。

青木　同じようなことを別の言葉に言い換えただけかもしれませんが、治療や援助を考えるときには、もちろん、症状や問題行動など何かがあるわけです。症状や問題行動は少しでもなくなってほしいもので、そこに焦点を当てた治療もないわけではない――というより、それが治療といわれているものだと思うのです。けれども、私は、その症状や問題を生み出し継続させているものが周囲にあって、そのなかで症状のようなものが浮き上がってきていると考えたいのです。周囲が少しでも質のよいものになっていくことで、かさぶたがとれるように症状がとれていくというのも、一つの治療だと思うんです。

逆にいえば、その人が生きている今という現実が、潤いのあるようなものに変わることなしに、症状だけがポロっととれることがあるだろうか。無理やり減らすことはできるかもしれないけれども、それは本当に荒っぽいものではないか。問題行動や症状そのものをとるとなると、いろいろなテクニックや理論、多くの技法があります。でも、生活を少しでもよくしていくということは、いろいろなアプローチが工夫できるはずなのに、意外にそこに目が向かないのではないでしょうか。

行き帰りのほうが治療的

村瀬　生活を大切に考えるというと、とても専門性に欠けるもので、あまり価値がないように思われる向きがなきにしもあらずだと思います。でも、多くの心理的援助の考え方や具体的な技法は、こころ豊かでセンスのある日常生活の振る舞い方から自然に抽出されたものを、ある方向に沿って一つにまとめたものだと考えることができるでしょう。さりげなくて、でも配慮のある自然な日常生活というのは、生きていく知恵そのものであるし、生きることが何か特別な技術のうえに成り立つものではないと考えると、生活をもっと素直に大事に考えるのも大切なことでしょう。

先ほど田中先生がおっしゃったこととつながると思うのですが、診断名や問題行動でその人を最初に特色づけて考えるということをちょっとカッコに入れることは、いま青木先生がおっしゃった、周りの生活をどうやってゆとりのあるものにして生きていくかということにとって、大事なことのように思います。

田中 そうですね。以前、養護施設にいる中学生の女の子が、施設の年下の女の子たちを集めていろいろな悪さをしていて、職員から「これは悪い。あいつはひどいやつだ」と言われていた。精神的にゆがんでいるのではないかと心配したスタッフが彼女を外来に連れてきたのです。数回通ってくるうちに、兄が同じ施設にいるんだけれども、男女別に生活しているうえ、そろそろ高校を終えるのでいなくなってしまうのでこころぼそい、と涙を流しながら話すようになって、しばらく外来に通いたいという話になった。

長い時間待たせて、ちらっと話をして終わり、という本当に申し訳ない外来だったのですが、心配された寮母さんが夜勤明けでついてきて、二時間、三時間と女の子と一緒に待っている。そうして施設への行き帰りに「昼ご飯でも食べていこう」といった日常的な会話をしていた。それこそが、最大の治療的支援だったのではないか。そうしてもらうことで、女の子は「大切にされた私」ということを実感できたのではないか。

それは職員体制の変更もあって終結したのですが、その後尋ねてみると、女の子は落ち着いて、立派に生活をするようになったというんです。取り巻く環境が、その子の病理性に非常に大きな影響を及ぼすものだというのを、当たり前のことながら、痛感しましたね。

それは、ほかの職員から、あの子だけえこひいきしてと話題になるようなこともあったそうなのですが、いまこの子にはこれが必要なのだと言えるスタッフがいたことで、半年間続けることができたんです。そういう、技術ではない部分を提供したことが、あの子に届いたのではないか、とずっと思っていました。そういうことが、こうした施設にいる子どもたちにとっていちばん必要なアプローチであって、○○療法といった名前のついた技術は中心ではない、と思っていたので、先生のおっしゃることはよくわかります。

青木　これはちょっと脱線しますが、あわただしい病院の外来をやっていると、自分の診察よりも行き帰りのほうが治療的だと思うことがしばしばありますね。先生がおっしゃったことはものすごく大事なところで、帰ってきたときに「お帰りなさい」と言うようなことは、パッとできることですよね。症状や問題というのは、なかなか手ごわいものもありますが、そうした生活の工夫はいくらでもできる。いくらでもというと語弊があるかもしれませんが、そうした日々のちょっとした声かけといったことが、実は生活の質をかなり決めてくるのではないかと思うんです。

マンパワーを考えると大変な部分もあるでしょうが、そうしたスタッフの日常的な立ち居振る舞いが大事になってくるでしょうね。

村瀬　法律のうえでは、児童養護施設の基準は子ども六人に職員一人［二〇〇八年当時の規定］ということですが、一般家庭生活とはかけ離れた過酷な条件の下に働いていらっしゃる。人数をもう少し増やすことに加えて、（これを言っていいのかどうか悩みますが）せめて給与体系も学校の先生方と同じぐらいにしなくてはいけないのではないか。

いまの施設は、育てることと癒すことと教育と、その三つをしなければならない。にもかかわらず、いろいろな意味で条件が厳しい。これはハードのほうの話題になりますが、これから二〇年、三〇年先の社会を考えたとき、社会全体にとっても大事な投資ではないかと思います。
普段から（職員の方だけではなく）私たち子どもに接する者は、どれだけ忙しかったり個人的につらいことがあったりしても、どこか工夫して気持ちにゆとりを取り戻せるように考えていることが大切でしょう。なにげない一言やちょっとしたまなざしに、傷ついた子どもたちはとても敏感です。一対一の面接場面のときよりも長い生活時間のなかで、つねに自分が見られる状況である、それを率直に受け止められるかどうか、それが施設で働くことの根本の難しさです。それがまたやりがいにもなるわけですが、そこでいかに燃え尽きないようにするかが課題でしょう。それから、生活というものをあまり専門的で意味のあるものに考えないような風潮がありますが、実はそのことこそ、とても大切な、本質的な問題だという認識をもって、こういうお仕事をされている方に対する世の中一般の敬意とねぎらいの気持ちが必要だと思います。それが、本当の意味でやっていることへの誇りにつながるでしょうし、子どもたちに対して「まあ、また帰ってきたの？　どうせ行き場がないから」などという気持ちが浮かぶのではなく、「あっ、帰ってきたの」と素直に迎えられることにもつながるように思います。

青木　なるほど。現状はみなさん苦労されていると思うのですが、そのなかで、たとえば「お帰りなさい」というような、日常生活でごく当たり前にあるはずのものが消えている。そんなことが意外に起こりやすいようにも思うんです。子どもを育てるときになにげないことばかけやちょっとしたまなざし、配慮といった、ふつうのことだけれども忘れてしまいやすいことは（そんなことを言い出すときりがなくなるのかもしれませんが）ずいぶんたくさんあるように思うし、工夫する余地もあるように思います。こんなことをこころがけながら、子どもたちに接していったらどうだろうかと思われていることがございますか。

村瀬 子どものなかにいい意味での変化が起きていても、ずっと一緒にいて毎日忙しく苦労していると気づきにくいもので、対応を迫られる問題のほうだけがとても印象に残る――というのは、そうした施設だけではなく、一般にありがちではないかと思います。施設がほどよく社会に開かれていて、ボランティアや外の人と一緒に自分たちのやっていることを検証しながら勉強していく、そうした自画自賛に偏らない、ゆとりが必要なのでしょうね。

先ほど田中先生がおっしゃった女の子の場合も、田中先生の面接も、たとえ短くともインパクトがあったと思います（微笑）。でも先生は、行き帰りで交わされた職員の方との会話に意味があっただろうとおっしゃった。そういうふうに考える方に出会って、職員や施設も、大切なことは実はこういう細部にあると気づく。それは非常に本質的なことだと思うのですが、大変なときには忘れてしまいがちです。そういうことに気づく、外からのまなざしと施設がどうつながるかという視点が必要な気がします。

あるいは、子どもたちが市井の家庭とどうつながるかということも大事ではないでしょうか。地域によっては、施設をどこかに移転しろと言う住民もおりますよね。先ほどの私の自宅に来られるという話も、ある時期から、職員の方も楽しみにして来られるようになったようです。研修というのは、狭い意味での知的・技能的な訓練の話だけではなくて、世界がちょっと広がり、ほっとできる、そういうやりとりができるということでもあるのですね。私がこのごろ言っているのは、施設の子どもさんだけが訪ねられるというのではなくて、職員が訪ねられるような社会支援がまちのなかにあり、そこに行ってちょっとお茶しながらなにげない話をする、そのように世の中がなればいいなと思うんです。これは恵まれた例ですが、そういう地域との交流が生まれている施設もあります。

日常と非日常の中間

青木　いつも思うのですが、障害や問題などにかすかな兆候から気づく目を磨くことはわりと簡単だと思うんです。マイナスのもの、よくないものを探すことは、人間は努力しないでもできる。ところが、よい変化を見つけたり、この人はこんなことができる可能性があるかもしれないといったことに気づく、あるいは感じとる能力は、本当に努力しないと磨かれないように思います。

村瀬　そうだと思います。そういうことがこういう領域で大人に求められていることだと思いますね。

私のところにも、破格な粗暴行為のために、人手がないなかで職員が毎日お弁当持参で子どもの教室に座ることを学校に求められている、そんな子どもさんがたずねてきたことがあります。その子に、みんなが台所で食事をつくっているときに、ほの暗い居間の隅に呼ばれて――その子は小学生なんですけども――「あれはよくやっている。オレはすまないと思っている」と言ったんです。驚いて「いま私に言ったことを一緒に来た職員の方に話した？」と尋ねたら、言っていない、と。

そういうふうに思っているというのは、ちょっとおばさんのところに来たから言えるのであって、構えたような場所で、さあ面接というときに、これが現れるのだろうか。

たとえば、就寝のときに、電気を消した暗闇のなかで突然、「私のお母さんって、どんな人だろうか」と言うようなこともある。うちに来ているときに財布を逆さまにして小銭を勘定しているので、「落としたの？　帰りの電車賃だったら心配しなくてもいい」と言うと、「近くお父さんの誕生日なので、マグカップぐらい買いたいと思うけど、あといくらあれば買えるか計算しているんだ」と言う。お父さんはその子の望むような状況とは相当違うのですが、その子は、口で言っているだけではなく、そういう気持ちがある。あるいは、「目が隠れるほど髪の毛が伸びているわね。一緒に美容院に行こうか」となにげなく言うと、「いいの。今度、お母さんと行くから」とか、一緒にクッキーをつくっていると「おばさんはうちの母さんと同じぐらい料理が上手だ」と言う。それは事実ではないことを言っているとか、あの子は現実感覚がないとか、そういうことではなくて、子どものなかに親を受け入れ許したい、あるいは怒りや屈辱感にまみれて生きていたくない、人を受け入れたいという気持ちがあるのだなということが伝わってきます。

日常的ななにげないときに、そういう非常に大事なことを子どもがふと言う。そういうことから、聞くということと、日常生活、人間にとって大事な本質的会話というものとが、いったいどういうつながりがあるかということを、伝統的な面接とはちょっと違うレベルで考えるようになりました。それは、こういう経験をたくさんしたからです。

青木　子どもたちがふとそういうふうにしゃべるのは、先生と出会う、あるいは先生のお宅にうかがうことが、日常と非日常の中間のような、不思議な時間だからかもしれませんね。

村瀬　ええ、それでいて、非常に日常的なんですね。緊張が緩んで、ふと言うんですよね。

青木　逆にいえば、施設のなかで完結しないということでもあるわけですね。

村瀬　施設がいい意味で社会とつながるような、そういう社会資源が少しでも増えればいいということですね。子どもが家に来ることの経験をもとにそういう勉強会もはじまりましたし、そうした積み重ねのなかで、最近では、施設のなかの生活場面でも、大事な話がふと出てくるということが、ある施設では明らかに多くなってきているということもあります（『子どもの福祉とこころ―児童養護施設における心理援助』新曜社）。

考えると、二〇年近くのあいだに、この領域では、子どもに対するケアのあり方ついて真摯な取り組みが大きく進んできたと思うのです。

中間領域をさりげなくつくれるか

青木　繰り返しになりますが、頭のなかに浮かんでくるのはこんなイメージです。たとえば心理的ケアというときに、一つは生活の質というものがベースにあり、そのなかにちょっと異質な時間と空間がある。たとえば学校のなかの保健室のような、そうしたちょっと違う空間をもつことによって、子どもは自分の生活や暮らしや生きてきたことを見直すきっかけになる。そういう意味で、日常的な生活の部分と非日常的な部分をもった空間、あるいは時間のようなものが一つの施設のなかにあれば、心理的なケアが少しでも進められるかもしれない。

村瀬　そうですね。時間もとても大切な要素だと思います。施設というものは、一日の流れ、あるいは一ヵ月、一年の流れが、ある種制度化された時間で成り立っているわけです。けれども、人間が育っていくためには、自分はこの時間を生きているのだという経験が必要でしょう。受け身的な時間のなかにずっといるというだけではなく、私が生きる時間、私が生かす時間、という経験が必要です。日課でずっと区切っていくなかに上手に、子どもが自分なりに使える時間をもつ。

それから場所も、いまは一般の家庭の間取りも、無駄なく、明るく、すっきりと全部見えていますが、子どもは階段の踊り場やちょっとした納戸みたいな場所が案外好きです。

そのようなことを考えると、全部を制度化しないことが大切かもしれません。それは管理運営ということからするとリスキーな要素があるのですが、でも、人が育つときにちょっとリスキーなことがなかったら、ハッとさせられるような、その子にとって必然性のある大事な気づきがことばになる契機が乏しくなると思います。

そういうある種の自由度を、制度化されたもののなかにどう抱えるかというところが、本当の専門性で、それは簡単なマニュアルなどに表せないでしょう。さっき田中先生が「覚悟」とおっしゃいましたが、覚悟とはそういうことかと思うんです。

青木　先ほどの田中先生のお話といまの村瀬先生のお話は重なってきているように思います。田中先生が専門とされている児童精神医学と教育から改めてみたときに、児童福祉施設の生活に対してお考えになっていることがあれば、お話しいただけませんか。

田中　いちばん感じているのは、施設のスタッフたちはあまり外に向けて話す機会がないということです。そうした施設に入ろうとしたときに、高橋一正さんがおっしゃったのは、オレもそうだけど、職員も話したがっている、たくさんしゃべると思うよ、ということでした。だから、非常に社会から隔絶されたところに職員も子どもたちもいるというのが、現実なのだなと思いました。

子どもたちだけでなく、職員たちの話もきちっと聞く必要があり、そのうえで職員がやってきたことの大切さを第三者的にフィードバックしていかないと、非常に閉塞していくということを感じました。みなさんはとても大事なことをやっているのだけれども、先ほどから出ている、生活や日常を支援するなどというのは当たり前のことではないかという視点からすると、たいしたことをやっていないというような認識が出てきます。

しかも、一般の日常と違って、どう育ってきたか一人ひとりの背景が違う子どもたちをいまこのときから、これからどう育ってもらうか、シフトチェンジしていかなければならない。たとえばぼくが親となった場合を考えれば、この子はこういう子だからという背景もないまま、ポンと目の前に来た子にどう育ちを提供できるかと考えると、これはとんでもなく大変な仕事です。そういうことを彼ら職員は頑張ってやっている。そのあたりをもうちょっと社会的に注目して、社会的な評価や経済的なバックアップをしていくことがすごく大事なことなのだなと。

これは、施設だけではなく家庭でも学校でもそうですが、非常にタイトなスケジュールで日常が動いているので、村瀬先生がおっしゃったような中間領域的な場所での会話が成立しにくい構造になっています。だから第三者が行くと、たとえば村瀬先生の周囲に中間領域をなんとかつくりたいという子どもたちの希求が見えてくる。それを見た職員も中間領域をさりげなくつくれるかどうかというあたりが、すごく大切なことのように思います。

なにより、そういった領域のことをきちっと咀嚼して外に向かって伝えていける人がいないと、組織は閉塞していくでしょう。施設が、知らない人は全然知らないというような所であってはいけない。ここにも子どもがいることをぼくらがちゃんと知っておかなければならないという意味では、これから光をどんどん当てていただく。それによって、子どもたちも職員も生きがいややりがいが出てくるのではないかと思っています。

青木　今日は社会的養護ということで、幅広く子どもの育ちを支援していく社会のありようについて話していただきました。この話し合いで、社会が子どもを育てるということをめぐって、たくさんの課題が出されたと思います。そういう意味で、これからも粘り強い取り組みが必要と改めて考えました。どうもありがとうございました。

7 そだちの科学のこれまでとこれから

滝川一廣
小林隆児
杉山登志郎
青木省三

◎初出
『そだちの科学』二一号、二〇一三年

滝川一廣（たきがわ・かずひろ）
学習院大学教授（当時）、オリブ山病院（現在）。精神医学。

小林隆児（こばやし・りゅうじ）
西南学院大学教授。精神医学。

杉山登志郎（すぎやま・としろう）
浜松医科大学特任教授（当時）、同客員教授、福井大学客員教授（現在）。精神医学。

青木省三（あおき・しょうぞう）
川崎医科大学教授（当時）、慈圭会精神医学研究所所長（現在）。精神医学。

発達障害のインパクト

青木（司会） それでは、よろしくお願いします。二〇〇三年の九月に創刊されたこの『そだちの科学』は、自閉症特集（創刊号）から始まって、知的障害（三号）、学童期（四号）、愛着（七号）、子育て（一〇号）、遊び（一二号）、学び、教育（一四、一五号）、そして青年期（二〇号）と続いてきたわけですが、この一〇年を振り返って、まず杉山先生からひとことお願いします。

杉山 では最初に問題提起ということで。まず発達障害全体のことですが、やはりこの一〇年間、発達障害はすごく大きなインパクトを精神医学全体に与えたのではないかと思うのです。この『そだちの科学』は、それを最先端のところで切り取ってきたところがあると思います。

私自身の驚きとしては、発達障害がどこまで広がるのかということです。ちょっと見えたくたってきたようなところがありますね。二〇一三年五月にDSM-5が出ましたが、ニューヨーク脳発達研究所のキャサリン＝ロード（Catherine Lord）の話などを聞いていると、ＤＳＭ－Ⅳで広汎性発達障害の概念が広がり過ぎて、それを整理しようとしたようです。

ＤＳＭ－５では広汎性発達障害からコミュニケーション障害を独立させ、社会性の障害とイマジネーションの障害だけでＡＳＤ（Autistic Spectrum Disorder）という概念を作った。ところがこのＡＳＤという概念は結局アスペルガー障害と同じ概念なのです。ここには必然的に axis Ⅱ（第２軸：パーソナリティ障害・知的障害）の問題が入ってくると思うのです。

結局、広汎性発達障害・自閉症研究というのは、カナーの研究から始まり六〇年経って、アスペルガーの研究に沿って全体の状況が変わってきた歴史というふうに総括できると思うのです。

今まで精神医学というのは、発達障害というものを考えに入れずに作られてきたわけです。ひょっとするとこれはもう発達障害というものを基盤に置いて精神医学全体を少しガラガラポン（抜本的に整理）しなおさなければいけない時代になっているのではないかとも思うのです。でも誰がそれをやるのかといわれると、ちょっと逃げ腰になるのですが。

そういう節目の一〇年間、この『そだちの科学』はある種のオピニオンリーダー的なものを務めてきたのではないかと思うのです。

小林 『そだちの科学』には、そういう特集の企画の意図があったから読者のみなさんからも高評をいただいたのでしょうね。

たしかに発達障害とは何だろうという問題意識を最近ではみんながもつようになってきましたね。本誌もそれなりに役割を果たしたのだろうと思います。ただし、発達障害の問題提起がどういう方向に向かっているかという点で、私が非常に案じるのは、発達障害を脳障害をベースに考えるという発想が非常に強いがゆえに、子どもであれ大人であれ、どこかで脳障害にリンクさせるという短絡的な発想になりやすいことです。そこが非常に怖いところで、それは違うんじゃないのと常に言い続けなければいけないと、私自身は思っています。

発達障害というからには、赤ちゃんのときにどうだったのかというところから丁寧に追いかけていくという発想がまずはなければいけない。発達そのものを丁寧にみていくことがまずベースにあって、そのうえで障害、つまずきがどういうかたちで起こってきたのかをみる。それはどのような過程を経てわれわれが実際に臨床でみるようないろいろな病像や障害像として立ち現れてくるのか。そうした見方が児童精神医学のこれからの一番大事な柱になるべきだと思っています。

残念ながら、児童精神医学の人たちは——私自身も含め、意外に赤ちゃんのときから子どもをみる機会がない。そういう機会は非常に少なくて、ある時点から気になった子どもたちをみて、気になる部分だけを取り上げてああだこうだと考えようとしているところが非常に強いと思うのです。われわれが診断している、目の前にいる子どもたちが、この雑誌のいうところの「そだち」の中でどういうふうに変わってゆくのか、そういう縦断的なプロセスをみてゆくという視点が強く問われるし、それがなければ発達障害という概念がこれからの精神医学全体に、よい意味でインパクトを与え続けることはできないのではないか。そういう危惧を、私は今非常に強く持っています。

繰り返しになりますが、赤ちゃんのときから親子のあいだの「そだち」を丁寧にみてゆくということが臨床のベースにないといけない。私はＭＩＵ（Mother-Infant Unit）を始めてかれこれ二〇年経っているのですが、今頃になって、自分の経験の貴重さをものすごく感じるのです。その臨床データを今まとめようとしています。

○歳のとき親子関係が成立しがたい事例についてその後の変化を辿ってゆくと、一歳台になると、関係はたしかに難しいけれども親子のあいだでいろいろなことが起こって、その子なりに反応しているることがみえてくる。二歳台になると、その反応がさらに複雑になってくる。そういう経過をみていると、今までわからなかったことがいろいろみえてくるのです。それこそ発達障害は何かを考えるうえで一番重要なところではないかと私自身は思っているのです。

発達障害と心のそだち

青木　小林先生が先ほどおっしゃったことを含めて考えると、今の発達障害が少し脳科学の方に力点が置かれすぎている。生まれてきてからのこと――母子関係などの関係の中でどういうふうに発達障害が現れてくるか、あるいはどういう形をとってくるのか。脳はもちろん非常に大事だけれども、発達ということをもう少し丁寧にみていかなければならないということですね。

小林　発達障害というのは心を問題にしているわけです。精神医学は心を問題にしなくては話になりません。これは滝川先生からだいぶ学んだのですが、生まれたときに赤ちゃんに心があるかないかということを議論してもナンセンスで、親は、赤ちゃんを最初から心をもっている存在であると思って育てているんですね。そんなかかわりがあって初めて徐々に赤ちゃんに心が育まれてゆくわけです。ですからやはり脳だけみていてはだめで、親子のやりとりの中で何が起こっているかということをみないことには、個々の問題を解き明かすことはできないのです。これは子どもの心の発達とその問題を考えてゆくうえでの核心だと思っています。そういうところに児童精神科の臨床をやっている人たちはもっともっと丁寧に取り組んでゆかなければいけないと私は思っています。今、それがものすごく乏しいと思うのです。発達障害ブームの中で臨床に忙殺されてしまい、肝心要《かんじんかなめ》の発達そのものを丁寧にみるところまでいっていないような気がするのです。とにかく診断して、療育につなげることだけをやっているようにみえるのです。

青木　滝川先生は、認識の発達と関係の発達の二つの軸の中に発達障害やさまざまな遅れや偏りを位置づけるということをずっとやってこられたわけですが、今の杉山先生や小林先生のお話をうかがって、いかがですか？

滝川　とくに発達障害に限らず、精神障害を扱う以上は、精神機能――心のはたらきはどういうものかという理解がまず必要ですね。私たちはオギャアと生まれたときから今あるような心のはたらきをもっているわけではありません。それはその後育まれてくるのです。もちろんその土台にDNAに規定された脳の生物学的基盤が必要なわけですが、それだけでは精神発達は進まないのであって、小林先生がおっしゃったように、それはまわりの人間との関係の中で初めて育まれてくるのです。精神機能はいかにして、どういうプロセスによって形成されてゆくのかということの理解が、必要だろうと思います。

ところが従来の精神医学はそこのところがおろそかでした。ひとつには、身体医学の精神バージョンになりすぎてしまったところがあるような気がします。ですから発達障害を扱いながら、「発達」という視点に乏しかったのです。自閉症研究でもカナーからラターの流れはそうでしたね。子ども虐待（child abuse）でも、臨床家や研究者の視点はどちらかというとトラウマの方にいっていて、養育環境の大きな不全がいかに精神発達そのものを遅らせるか、偏らせるか、という視点に乏しかったですね。

あるいはこういう言い方もできるかと思うのですが、要するに大人の精神医学が最初にあって、児童精神医学はその後から出てきたところがあって、大人の精神医学の知見をそのまま子どもにあてはめてきた。たとえば大人の臨床研究から出てきた統合失調症の概念をそのまま適用して、自閉症は統合失調症の早期に発症したものではないかと考えた。子ども虐待に対しても、大人の、たとえばベトナム戦争のＰＴＳＤの研究から出てきた概念をそのまま子どもに適用するということで間に合わせてしまう。それが大きな穴を作っていたと思うのです。

小林　自閉症研究の出発についていうと、カナーもまさにそうですよね。今でもそんな流れできていますね。

滝川　基本的にそうです。

小林　逆に児童精神医学の方から成人の精神医学にインパクトを与えるようなものはまだ出ていない。それを発信するのがわれわれの立場なのですが……。その必要性をすごく感じます。

表面に現れた障害像、症状の特徴の子ども版をどこに見つけるかというような視点で診断をして概念を作ってしまったということはありますね。

青木　ある意味では横断的に切り取った横断像で、いろいろ症状をとり、診断し、治療を組み立てていくという発想が従来から強いですよね。

小林　だから非常におかしなことが起こるのです。たとえば強迫についていえば、大人の強迫をやっている人は、本人に強迫意識がなければ強迫という規定はできないということになりますから、子どもの場合は強迫意識があるかどうかわからないから強迫とはいえないという議論になる。そういうのはすごくおかしいと思うのです。

　子どもの心というのは、子ども自身が語らなくても、われわれは赤ちゃんを育てるときから感じ取っているわけです。だから子どもが強迫と思われるような行動をとることによってしか落ち着けないとか、何か彼らなりに一生懸命もがき苦しみながらそこにとどまろうとしているとか、そういう存在のあり方は、ちゃんとかかわればみえるというか、感じることができるはずです。診察室の中だけで子どもをみて、なかなか捉えられない、というのはおかしいと思うのです。

青木　客観的な構造特徴も大事だけれども、子どもの体験世界にもう少し即していくということですね。

小林　もっとはっきり言えば、国際診断基準というのは、行動特徴から捉えるわけですが、子どもに行動を起こさせているものは、当然子どもの心の中にあるわけです。そこをみなければ臨床はできないと思うのです。

青木　やはり精神医学は、主観的な体験と、客観的な行動特徴など観察できるものという二つの視点が不可欠ですから、どちらかだけに偏ってしまうというのは……。

発達の問題に戻りますと、杉山先生は「第四の発達障害」という言葉をお使いになったりして、発達障害における発達過程の重要性というのでしょうか、子ども虐待における成育環境の重要性を強調されていますが……。

小林先生はより丁寧に発達をみていくことの重要性ということですが、杉山先生のおっしゃられていることとほとんど表裏の関係のようなことではないかと思うようなときもあるのですが、どうでしょうか。

杉山　ちょっと子ども虐待という話に入ってしまいますが、虐待臨床のときの衝撃が私自身この一〇年間ではすごく大きかったのです。

たとえばものすごく重症の愛着障害の場合、自閉症とまったく同じ症状が出ますね。しかもそれが治療の中でよくなっていったりするわけです。それから福井大学の友田明美先生の研究にあるように、虐待で脳に変化が起きてきます。虐待臨床から発達障害臨床をもう一度振り返ってみると、結局一番大事なものは何かというと、愛着なのです。愛着形成というものが発達障害臨床においてもいかに大事なものかということです。

それからトラウマのインパクトのすごさというものをあらためて虐待臨床で学びました。そしてそれがもう一度発達障害臨床に適用ができるということで、私にとっては発見があったのです。たとえばトラウマのような体験のあった人は成人期に非常に高率にムードスイング（気分の上下）が起きてくる。私はこれは無関係ではないと思うのです。双極性障害といってしまえばそうなのでしょうが、一般的な双極性障害の気分調整薬がほとんど効かないような微細な気分変動というものを必ずもっているのです。これは発達障害の子どももそうですね。そこで逆にピュアな自閉症という概念は何だろうかということを私は考えるのです。アスペルガーの子どもの中に愛されて育った子どもがいますね。雰囲気を読んだりすることはすごく苦手なのですが、他者配慮は十分にできている。いろいろなデコボコは抱えているけれども、それは全然マイナスではない。それがおそらく実は自閉症の中核なのではないかというふうに感じるのです。今まで自閉症の症状と言われていたものというのは、実は大多数が二次障害なのではないかと思うのです。愛着からくる問題もあれば、トラウマ的な体験からくる問題もある。それぞれがやはり脳に影響を及ぼしてくる。

ちょっと話が飛躍しますが、先ほどの友田先生のご研究の中で、強い体罰で前頭前野のボリュームが薄くなってくるというものがあるのです。今の体罰事件でも、体育会系の教師がなぜああいう単純な発想をするのかということのひとつの鍵だと思うのです。やはり実行機能不全が起きるのではないかと思うのです。これはオフレコかな?

自閉症の生物学的研究と環境因

小林　杉山先生にちょっと質問をしてもいいですか? 純粋な自閉症というのは何かというお話をされました。そして自閉症の症状の大部分は二次障害とおっしゃいましたよね。では杉山先生がおっしゃるところの一次障害というのは何ですか?

杉山　たとえば自閉症圏の子どもの認知の問題と呼ばれているものは何なのかということです。

たとえば今私は浜松医科大学という自閉症の生物学的研究のメッカのようなところにいるのだけれども、そこで、「アスペ・エルデの会」の協力を得ながら、薬を使っていない社会的適応のよい成人の自閉症のいろいろなデータを調べていますが、その中のひとつにミクログリアの炎症というものがあります。ミクログリアというのは何なのかというと、これがよくわからないのです。ミクログリアというのは脳外から脳の中に入るのですが、ブラッドブレインバリア（血液脳関門）が閉じる前に入っているのです。ということはおそらく胎生期の前半なのです。おそらく○歳の前半にその問題は起きているのです。それがどういう影響を及ぼすのか。そこから先はまだよくわかりません。

炎症ということになっていますが、炎症ではなくて変性に近いのだと思います。最近の大規模調査によると、遺伝的な素因で説明ができるものは三割くらいで、未熟児だったとか、○歳のときの感染とかという環境因で説明できるものが六割、残りの一割が unknown（不明）ということなのです。

ですから遺伝的な素因そのものというのは、ある種の感染の起こしやすさや炎症の起こしやすさのトリガー（引き金）になるものの、それだけでは発達の問題は起きてこないと思うのです。

もうひとつ、そういう素因レベルの問題というのは、私はわざわざ「デコボコ」という言い方をしているのですが、けっしてマイナスではないのです。むしろ社会的にいろいろな仕事をしている人には、何らかの「デコボコ」を抱えている人が多いのです。発達障害の一番基盤になる問題というのは、けっしてマイナスの問題ではないと私は思います。

ミクログリアの問題をさらにみていくと、たとえば統合失調症で、発症直後のまだ服薬をしていない段階で、ミクログリアに炎症が起きているのです。一方ドーパミントランスポーターには異常がないのです。つまりどういうことかというと、ドーパミン系の障害というのはおそらく二次的な問題だと考えられるのです。

自閉症において一次的な問題というのは、たぶん愛着の形成につながるような脳の全体の働きのちょっとした傾きのようなもので、それに対してさまざまな問題がかけ算になっていったときに、いろいろなカスケードがばぁーっと起きてきて（影響が次々波及していって）、発達障害症状といわれるものが起きてくるのではないかということを、仮説としては考えるのですが。

親子のあいだで何が起こっているか

小林　私は常に親と子のあいだに何が起こっているかという視点で考えています。愛着というのは二者関係の中で成立する現象ですから、子どもだけの特徴ではけっして決定されないわけです。そういう視点でみていったとき、環境因が非常に大きなウェートを占めるという知見が遺伝学的な研究の中で出てきているというのは、私にとっては非常に勇気づけられる話です。

〇歳からのMIUのデータを丹念に見直していると、どう考えてもこういうかかわりは子どもの気持ちからするとずれているよなと思うことが多々あるのです。でもそれにはいろいろな理由があるわけです。たとえば母親が産後うつ病であったとか、母親自身が子ども時代に「甘え」体験の問題をもっているとか。

これまで自閉症と診断されていた子どもをＭＩＵであらためてみてみると、明らかにこれはネグレクトのケースであるということに気づくこともあるのです。

そんな親子の関係をみていると、親自身も子どもにどうかかわったらよいのか戸惑って、本当に困惑している。またいろいろ病んでいて、それでうまくかかわることができないことも多々あるのです。それを短絡的に母原病などという反応をする人が今でもいるのですが、実際に、親子のあいだに何が起こっているか、その現状はどうなのかということをちゃんとみていかなければいけない。多くの人たちは実際の関係そのものを本当にみていないと思います。ですから私は、まずはその点をきちんと明らかにしていかなければならないと思っています。そうしないと親子ともども救われないという気がします。

生物学的研究の流れも今変わってきているなと思います。教えられますね。

杉山　臨床の中で親の側にカルテを作るということがすごく増えてきています。発達障害のケースでも三割くらい親にカルテを作っています。一番多い問題がやはり気分のアップダウンなのです。これを少し抑えるとか、親子関係を少し調整すると、小林先生がおっしゃるように治療できる。

小林　母子関係において産後うつは非常に深刻な問題です。

杉山　産後うつだけではなく、やはり遺伝的な素因というものがもしかかわるのだとすると、親の世代、祖父母の世代と、どこまでいくのかわかりませんが……。愛着の問題にしても、どこからがバイオロジカルな問題で、どこから二次的な問題なのかというと、そこのところはよくわからないのですが、やはり次の世代にかかわってくるわけです。

そういう発達のデコボコを抱えた人というのはトラウマ的な体験も多いし、親子関係の問題も意外に多いのです。それがまた次世代のこまかなムードスイングを作ってゆくわけです。

小林 少なくとも三世代のスパンという視点からみなければいけないということなのでしょうね。育てる側の親自身の過去の育てられ体験というものが決定的に影響しているのです。

杉山 それはまったく同感です。

小林 そうした点を臨床の中でみていくことがものすごく重要なのです。そういう視点でみると発達障害の捉え方が変わると思います。

杉山 先ほども言ったように、親子でカルテを作るということはだんだんスタンダードになってきていて、並行治療をして初めて治療的な進展があるという経験を本当にしています。

二次障害とトラウマ

青木 ちょっと話が戻るかもしれませんが、今みているたとえばアスペルガーの人たちは、ひょっとしたら二次症状をみているのかもしれない。実際に自分たちの臨床現場でみているものは、実は二次症状だったり適応障害だったりで、本来の全体像はちょっと違うのではないかというのが、杉山先生のお考えだと思うのですが、そういうことでしょうか。

杉山 そうです。これは本田秀夫先生の発言ですが、渓流のヤマメはヤマメのままではたいしたことはないが、いったん海に行くとサクラマスという全然違うサカナになって戻ってくる。われわれは発達障害を抱えた成人に最初の発達障害の診断をしたり治療したりすることが増えてきていますね。その人たちの手ごわさというものは、たしかにヤマメとサクラマスくらいの差があると思います。

小林　二次障害というからには当然、一次障害は何かということがなければならない。一次障害は脳障害にあると多くの人は考えている。ここで大切なことは、臨床でものを考えている人は、徹底して臨床で得た知見をもとに理論構成をしなければだめだと思うんです。心と脳は本質的に違うからです。〇歳からの発達過程を観察しながら考えてゆくと、『関係からみる乳幼児期の自閉症スペクトラム』（ミネルヴァ書房）という本にも書きましたが、これまで一次障害とか二次障害とかいわれてきたものは、年を重ねるうちにだんだん変容していくけれども、根っこにある問題は同じなのです。臨床の問題の核となっているものは同じで、そこに焦点を当てて治療する。そうすると治療はうまくいくのです。ですから私の発想には一次障害、二次障害という分け方はないのです。具体的にいうと、「甘え」の問題から一元的に理解することが可能だと思っています。その点はこれから大いに議論したいところだと思っています。

滝川　一次障害、二次障害という考え方自体、精神医学の伝統的な約束であって、そう考えるのが正しいという根拠はないのです。元となる現象はひとつで、他の諸現象はそこから派生してくるという考え方で始めてみましょうという、いわば発想の約束ですよね。

杉山　ひとつはっきり二次障害といえるものは何かというと、やはりトラウマの影響だと私は思います。トラウマ的なことがひとつ加わわると、全体がごちゃごちゃになってしまう。

小林　トラウマが起こるというのは、アタッチメントないし「甘え」の病理に基づく非常に強い不安の中での経験がトラウマティックになるのであって、トラウマがプライマリーではないのではないでしょうか。

杉山　アタッチメントというのはトラウマからの防波堤にもなるものですから。やはり自閉症の子どもたちはアタッチメントの形成が遅れるのです。それをどういう具合にトラウマ的な体験をさせずに育てるのかということには、認知障害という考え方が適応できるのではないかと思うのですが。

滝川　もっとタフな子どもならトラウマにまではならないこともトラウマティックに働いてしまうのですよね。

杉山　それから子どもの場合、歪んだ愛着を作りますよね。

小林　歪んだ愛着ってどういうものですか？

杉山　加虐者に対して歪んだ愛着としか言いようがないのですが、加虐者を取り入れたり、加虐者の考え方をそのまま投射したり。

小林　これは明らかに認められることなのですが、ネグレクトなどの虐待が絡んでいると思われる親子をみると、一歳、二歳の子どもが親に取り入ろうとしたりするのですが、そのあたりの話ですね。それはありますよ。やはり子どもは必死ですから。この親に対してどうふるまえばうまくやっていけるかということで必死なのです。

滝川　トラウマティックな体験だけではなくて、関係の発達の遅れがあれば、人に依存して事に対処するということわざが十分育っていないので、それで生きていくためにはものすごい自助努力をするしかないのです。ただその自助努力は、ときとして社会の中で承認されるかたちにはならないのです。社会的な視点からは、不適切な行動やパソロジカル（病理的）な物事の捉え方かのようにみえてしまう。自閉症なら自閉症の「障害特性」だというふうに捉えられてしまう。

そうではなくて本当は自助努力、適応努力の現れであって、そういう意味では、二次的なものだといえる——初めから脳の障害性によって直接生じるものではない——というふうに考えてもいいものはいっぱいありますね。

小林　彼らは本当にすごい努力をしています。驚くほどです。二歳台の子どもが親に対してここまで気を遣ってふるまうかという、とても信じられないようなことが多々あるのです。正直言って、児童精神科医もそういうことを知らないと思います。乳児がどんなふうに世界をみながら生きていこうとしているか。それはすごい努力なんですよ。

ですから滝川先生が今おっしゃったように、対処行動として彼らなりに一生懸命努力してやっていることに対して、子どもの精神科医はそういう視点がなくて、強迫だとか、常同行動だとみなしてしまうわけです。それでは子どもは救われません。

そうすると親も当然そういうふうにみてしまうわけです。自閉症だからこの子はこういうこだわり行動をとるのだ、というような短絡的発想を親にも植えつけてしまうわけです。悲しいことですね。

杉山　こだわりはマイナスだけではなく、こだわりはこだわりで結構楽しみもありますが。

新たな発達論の構築は可能か

青木　この一〇年を本誌の特集順に、発達障害から、子育て、愛着のところまで振り返りましたが……。

杉山　子ども虐待に絡んでちょっと一言いいでしょうか。和田一郎先生という、虐待の経済学をやっている日本で唯一の方の報告なのですが、二〇一二年になってアメリカでかなり科学的な検証にもとづいた虐待のコスト（損失）計算というものが出ているのです。年間いくらだと思いますか？　一〇兆円なのです。日本でそれをそのまま当てはめると、コストはだいたい年間五兆円くらいだろうといわれています。増税された消費税分が出てしまうのです。

これにはいくつか意味があるだろうと思うのです。たとえば児童養護施設とか児童相談所で低賃金で働いている人たちがいかに大事なことをやっているのかとか、児童精神科領域にきちんとお金をかけることでどれだけ社会的コスト削減になるのかということです。やはりこういう計算をしておかなければいけないのです。

小林　その点は強調しておかないといけませんね。

青木　やはりかかわる人が増えないと、どうにもならないところがありますね。

杉山　日本の社会的養護の貧しさについては本誌で何回も取り上げてきました。ただ、本当に何とかしなければいけません。

あまり公表されていないデータですが、乳児院で安定型の愛着を出す子は二五％しかいないとか、ちょっと大変なのです。

青木　それはたとえば人――マンパワーだけでも大きいですよね。

杉山　発達の問題にしても、子育ての問題にしても、愛着の形成というところに非常に大きなポイントがあることがわかっていて、愛着の修復をするのだとすると、それにはマンパワーが必要ですね。そんなことはわかりきっているのに、この一〇年間であまり進んだとはいえないのです。

小林　本当にそうですよね。

滝川　安倍総理が景気回復のためにお金をうんと使おうとおっしゃっていますが、そちらに回さないとだめなのですよね。人に使わないと。

青木　人がどのように関わるかという視点ですが、私は杉山先生と小林先生は同じことをおっしゃっているのだといつも思うのですが……。

杉山　私もいつもそう思っていますよ。矛盾していると全然思っていません。

小林　そのあたりはどうなのでしょうかね。戦略が違うんですかね。

杉山　私自身は小児科あがりだからやはりバイオロジーの方から入る傾向があるのです。

　一つは自分ではかりかねているのは、精神分析の影響というものを少し総括しないといけないのだと思うのです。とくに子育てとか育ちのところで、精神分析というものがどのくらいプラスの影響を与えて、どんなマイナスの影響があったのかということを総括するのが、本当はいわゆる専門家といわれる人間の役割なのでしょうが……。

小林　子育ての中に精神分析的な考え方がどのように反映しているかということの総括ということですか？

杉山　そうです。

小林　なるほど。

滝川　たとえばフロイトやピアジェの発達論は、もちろん時代的な制約と、先駆的な仕事に完璧はありえないというところはたくさんありますが、やはりいまだに乗り越えられていないと思うのです。それを乗り越えた発達論をきちんと作っていくことが大事なのではないでしょうか。これまでずっと精神医学は発達論をおろそかにしてきましたね。

小林　本当ですよね。

杉山　対象関係論というのはひとつの乗り越えの試みだと思うのですが、それは乗り越えてはいないのでしょうか。

滝川　たとえばラカンについていえば、やたらに難しくしてしまったので、親も含めて実際に子どもと関わる人たちが共有できないでしょう。

小林　精神分析の人たちは今盛んに乳児研究から学ぼうとして、そことリンクしながらやっていますね。そういう動きをいろいろみていますが、まだどうなのかなという感じがしますね。

学びの変化をめぐって

青木　ではこのへんで学童期と学びというところに移りたいと思います。滝川先生は『学校へ行く意味・休む意味―不登校ってなんだろう?』（日本図書センター、二〇一二年）という本を出されましたが、この本は時代の動き、大きな変化の中で不登校という現象がどんなふうに変わってきたか、広く大きな視点で、しかも時代の変化の中で学童期あるいは学ぶということを考えられていると思うのですが、少しまとめてというか、読者にちょっとそのエッセンスを提供していただいてもよろしいでしょうか?

滝川　まとめるのが難しくて厚い本になってしまいました（笑）。ものごとを歴史の流れの中で考えていく試みは、広い意味で発達ということとつながると思うのです。社会・文化そのものも発達――いや発達史観は誤りだという考え方もあるかもしれませんが、少なくとも変化していくわけです。そもそも精神発達のあり方も時代の中で変わってゆく。フロイトの時代の発達と現代社会の子どもの発達は同じではありませんね。ピアジェの時代にピアジェが観察した子どもたちの発達と現代社会の子どもの発達もやはり同じではありません。もちろん本質的なところは通底しているかもしれませんが。

そうであれば、最初の発達という話に戻ると、発達というものを考えるときには、絶えずそれを取り囲む社会、時代がどんなものであるか、そことどう関わっているのかを読み取りながら考えていく必要があると思うのです。

青木　やはりそれはすごく大事ですよね。その人の生きている背景を読むといっても、いろいろなレベルの背景がありますから。家族や地域社会、学校などを含めていろいろありますが、一番底のところには時代というものがある。たとえば成人でも日本の経済不況という時代に、効率化や成果主義の中で抑うつ的になったり、いろいろな症状を起こしている方もたくさんおられます。絶えず時代の大きな背景というのでしょうか――動きというものの中にひとりの精神障害をどう位置づけていくかということですよね。それが本になったわけですね。

滝川先生の本の最後のところに、学ぶことと働くことのあいだにだんだん距離ができてきているということを述べられていますが、実際に学んでいることが働くことにどうつながるのかがイメージできないということは、現実にたくさんの子どもたちが経験しています。そのあたりの処方箋というのでしょうか――最後にちょっと書かれていましたが……。

滝川　別に働くことと結びつけなくても、学ぶことはそれなりの意味・価値があるじゃないかと。学ぶということはやはりそういう側面ももっていますよね。

青木　働くということにつながっていくものと、独自に人とのつながりというのでしょうか、知の共有をしていくものとしての学びというのでしょうか。あるいはそれはどちらかというと人とのつながりの中に生きている自分を感じていくことに近いのかもしれません。

滝川　働くことに直接は結びつきがみえなくなっているけれども、社会とつながっていく、人とつながっていく――つまり自分の関係世界を広げていくことにとっては、やはり学ぶという営みには意味がある。一見こんなことを学んでどうなるんだということ――たとえばピタゴラスの定理を覚えても実際に生活の中では役立たないでしょうが、それを知っていることにはやはり何か意味がある。奈良時代がどんな時代だったかは知らなくても今生きているのに困らないけれども、みんながそれなりに知っていて共有していることは、私たちが社会的な存在として生きるために何か大事な意味があるだろうということなのですが。

杉山　学校といえば、これからも展開していきますか？

滝川　やはり学校はなくならないでしょう。

編集部　大学はなくなってしまうかもしれませんね。

杉山　大学の進学率が欧米並みになったのですよね。レベルを下げたのかもしれませんが、全体の進学率が上がれば、全体のレベルが下がるというのは当たり前なわけです。

編集部　せっかく入っても中退してしまうとか。

杉山　大学に行くという積極的な意味があまりないということなのですよね。

広い歴史の中で学校というものをみていくという視点は非常に大事だと思うのですが、臨床の現場でみる不登校というのは、一言でいえば他の人間への不信だと思うのです。同世代の子どもへの不信感のようなものにどう対応していくのかということと、滝川先生の提示されている広い時代の流れの中での学校がどういう展開をしていくのかということが、今ひとつ結びつかず、うまくイメージできずにいるのですが……。

滝川　子ども同士の不信感というより、むしろ安心感のなさというふうに言った方がいいと思うのです。

杉山　なるほど。

滝川　あいつは信用おけないとか、あいつは敵ではないかという意味の不信ではなくて、いわば共同性の中に安心できなくなっていることだと思うのです。いつ自分がいじめのターゲットになるかもしれない、いつ無視されるようになるかもしれないという、安全感の乏しさがあると思うのです。なぜそうなったかといえば、基本的には学校の秩序が壊れてきてしまったからでしょう。社会集団の中で私たちが安心感をもてるためには、そこに一定の秩序が守られていることが必要です。あまりきちきちだと今度はそれに脅かされるわけですが、ある水準の秩序や規範性は必要ですよね。ところが今の学校の子ども集団はそれが壊れてしまっていますね。だから安全感をもちにくい。ものすごくアンテナを張って気をつかうか、萎縮するか、もう壊す側に回ってしまうか、あるいは行かなくなってしまう。

杉山　私自身は、一昔前ほどスチューデントアパシーというのはいないような気がするのですが、どうですか？

滝川　スチューデントアパシーはある程度のゆとりの産物ではないでしょうか。昔の高等遊民のような。

小林　私は大学生の精神保健にちょっと首をつっこみ始めました。まだ半年ちょっとだけですが、スチューデントアパシーというのはあまりありませんね。

杉山　そうですよね。やはり一〇年前に比べるとちょっと減っているような気がしますね。

青木　減っていますね。

小林　ゆとりはありませんから。相談にくる大学生たちには焦燥感・不安感がベースにものすごくあるのです。何かしなければいけないけれども、どうしていいかわからない。

青木　大学自体がもうあまり守られていないのですよね。ここにいたら次の就職につながるとかというわけではない。

小林　そうなのですよね。ここに入ったから後はだいじょうぶだというのがありませんからね。三年生くらいになるともう就職が目の前にちらついてくる。

青木　ちょっと戻ると、滝川先生の視点で大きく位置づけて理解していくことは大事ですが、現実には、目の前に来ている不登校の子どもにどうしていったらいいのかということにいつも四苦八苦していますよね。

小林　現場の人たちは結局そうなのです。それはよくわかるのです。

杉山　一昔前ですと、もう休んじゃっていいよと言ってしまっていたのですが、今は、休むしかないかなあという感じです。自信をもって休息をお勧めできない状況がある。

青木　基本的に原則は、あまり休むよりも、明らかに登校に向けてプッシュしていますよね。休むにしても時間を限って休んで、なるべく早く登校するようにしているのが現実ではないでしょうか。

小林　うつ病の治療と一緒ですね。

杉山　一昔前に比べるとそうなっていますね。

滝川　休むだけでは先につながらないですから。

杉山　そうなのです。人とのつながりをどこかで回復していく手立てというものを積極的に考えていかないといけない。

青木　やはり学校の先生に家庭訪問してもらうとか、あるいは短時間でも学校にちょっと行って帰るとか。挨拶して帰るだけでも、何かつながっているということが大事ですね。

滝川　とにかく社会につなぐ。どこかにつなげていくことですね。つなぎ先は必ずしも学校でなくてもいいのです。それはアルバイトでもいいですし。私は割にアルバイトを勧めます。

小林　確かにそうですね。

青木　つながっていないとやはり心配ですよね。

滝川　学校はつまらない思いをして通っても何も目にみえるものが得られないけれども、アルバイトはつまらないなとか、きついなと思いながら働いても、それだけのものは返ってきますから。

杉山　お金をもらうというのはやはり非常にいい経験ですよね。

青木　稼ぎ出して変わるという人は多いですよね。おこづかいではなく、自分で稼ぐということです。

児童青年期臨床と成人精神科臨床

青木　それでは最後に青年期、成人期のところまでいって、あと少し足りないものがあれば付け加えるということで進めていきたいと思います。

青年期について、最初に杉山先生もお話しされたことに少し重なってくるかもしれませんが、思春期、青年期、成人期の臨床をしているときに、統合失調症でも気分障害でも摂食障害でも強迫性障害でも、丁寧にずっと生活史や発達歴を聞いていくと——親御さんも年をとられていてはっきりわからないこともあるのですが、少なくとも発達障害的なものがふとみえてくるような人は増えているのです。

たとえば単科の精神科病院に行って病棟の中で問診していると、ひょっとしてこの人は診断が違っていたのではないかと思うような人がおられたりするのです。DSMでいえば第二軸と捉えた方がいいかもしれませんが、発達障害をベースにもつ精神障害はやはりすごく増えていて、それに対してどういうふうに対応をしたらいいかということが、精神科の臨床に今問われていることだと思うのです。

少なくともそういうものに気づいて、今までの治療あるいは治療援助に新しくつけ加えなければいけない視点として何をもたなければならないのかということです。

もうひとつ私が思うのは、最近の精神科医の先生たちは、たとえば私たちが初期研修の頃に一生懸命読んだ中井久夫先生や土居健郎先生その他の著作というのはほとんど読んでいませんよね。たとえば中井先生の本を読んでいると、こういう丁寧な臨床をやるということ自体が、実は発達障害の臨床としてもすごく大事なことなのではないか。あるいは今まで統合失調症の治療としてその時代に浮かび上がってきた、あるいは論じられていたものが、あらためて発達障害の臨床としてもきちんと読めるものが少なくないのではないか。

ひとつは、その頃のいわゆる丁寧な臨床というものを私たちはもう一度取り戻さなければいけないのではないか——取り戻すというのはちょっと復古的に過ぎる言い方かもしれませんが、もうちょっと臨床というものを考えなければいけないのではないかと思うのです。

もうひとつは、もう少しそういうものを認識したうえで、自分たちは新たにどんな工夫を必要としているのか。このあたりがやはり思春期・青年期・成人期、あるいは初老期も含めて、成人の精神科臨床に今問われているのだと思うのです。

この一〇年、発達障害ブームだからかもしれませんが、少なくとも精神科の大切な本——基本的な本が読まれなくなっている。あるいは基本的な人間の理解の概念が何かちょっと薄っぺらいものになってきているのではないかということをすごく感じているところです。それをどうしたらいいのかということを今ずっと考えているのですが……。

小林　ちょっとおたずねしていいですか？

青木先生ご自身は思春期とか大人の臨床をやっていらっしゃって、発達障害という概念が入ることによって臨床の中で何か見方が変わってきたということを実感されることはありますか？　具体的に、たとえば患者さんの話を聞く中でヒストリーを丁寧に聞くとかということはあると思うのですが、実際に面接の中で、発達障害という捉え方によって見方が変わったということは？

青木　主に思春期以降を診ている医者がたぶん最初に経験するものは、発達障害の障害特徴というものを知って、発達障害の発達歴を聞いたりすると、あ、この人もそうかもしれないとか、こういうところもあるなと、あらためてこういう面からみたらこういう理解もできるということだと思います。一時期それで発達障害の範囲が広がり過ぎて、あの人も発達障害、この人も発達障害というふうにどんどん広がって、だんだん境界がわからなくなってゆく。そのうち発達障害とはいったい何なのだろうかということを、成人の医者たちもどこかでハタと考えるようになるのです。

小林 もうそういう段階に来ているのですね。

青木 来ていると思います。思春期・青年期・成人期の臨床をやっている人たちが少し思っているのは、その頃になって少し発達障害が目立ってきている人たちというのは、何かぐーっとストレスが加わると発達障害の傾向がわーっとみえるのですが、落ち着いてくるとまた普通の真面目な素朴な人に戻っていく。動くのです。

小林 なるほどね。

青木 また場面によって変化する。ある人の前ではすごく発達障害的になったり、ある人の前ではごく普通の人であったり。あるいは職場が景気が悪くなったり忙しくなって険悪になってくるとばーっと発達障害的になるのですが、状況が回復してくるとまた元気になる。何かすごくダイナミックに変化するのです。

発達障害的なものをもって生まれてきて、そこまでたどり着くまでに、何かその人なりの生き方とか、対処行動とか、いろいろなものができていて——何というのでしょうか?

小林 全体的に人格としてインテグレートされていないわけですね。『週刊医学界新聞』(第二九五二号、二〇一一年一一月七日)の書評で青木先生がずいぶん評価されていた広沢(正孝)さんの『成人の高機能広汎性発達障害とアスペルガー症候群—社会に生きる彼らの精神行動特性』(医学書院）に、大人の精神科臨床の中でよくわからなかったものが、発達障害概念を学ぶことによって何か一気に見えてきたとありましたが、そういうところがひとつありますね。今のお話を聞いて、その本にある「ＰＤＤ型自己」という独特な自己のあり方というものをちょっと連想しました。ただこのことについては、私は最近『精神神経学雑誌』に批判的な論文を投稿し、最近になって掲載されました（「関係からみたＰＤＤ型自己（広沢）について」（『精神経誌』一一五巻、二〇一三年）。

青木　目の前でいろいろなことが起こっているのだけれども、彼らはそれをまだうまく捉えられていないのです。たとえばうつといっても――これは滝川先生におたずねした方がいいかもしれませんが、うつとして自覚されていない人がたくさんいますね。うつ気分とか、いろいろな感覚を自覚できなくて、言葉で表現できない。まわりの人はうつとか、抑うつ感情があるといっているのですが、本人自身はそういう感情がまったく自覚されていない。成人臨床の中で私たちがまだみることができていないことがたくさんあると思うのです。感覚自体も自分でうまく捉えられていないとか、自分の考え自体もうまく捉えられないというか――何といえばいいのでしょうか……。

滝川　ひとつには何か言葉が薄くなってしまっているというところがありますよね。自分に起こっていることを的確に表現する言葉をなかなかもてない。

発達障害と薬の使い方

杉山　臨床的に一番問題になるのは、薬の使い方だと思います。うつ病ならうつ病、統合失調症なら統合失調症の薬を普通の量出すとおかしくなるのです。何か発達基盤の場合は、たとえばaxis IIを含めて、少量処方で十分で、一般の量を出すとそれはそれでいってしまうのですが、ちっともよくならない。

青木　私はやめることが多いのです。危機的な状態が過ぎたときに本当に服薬が必要なのかということは検討がいると思うのです。長期服薬が本当に大切なことなのかどうかも私は疑っているのですが、本当に短期間だけ使って、危機的な時期を過ぎたときに薬はやめています。自分でやめている人も多いのですが。薬ももっと応急手当的な使い方という発想が必要なのではないかと、臨床的には思います。

発達障害をベースにもつ人のいろいろな精神症状に対しての薬物療法というものについて、杉山先生がおっしゃった極少量でも十分だという感覚だとか、あるいはやめるということも含めて、もう少しきちんと考えなければならないのではないでしょうか。漫然とした薬の服用というのはやはり全然プラスではないように思うのです。

杉山　発達障害もそうですが、虐待系の問題の見逃しも多いですよ。多重人格の人もほとんど間違いなくみんな統合失調症という診断になっています。それがまた薬が効かない。効かないと増えるということになってしまっています。

小林　そういうことは本当に起きているのですね。

滝川　幻聴を訴えると簡単に統合失調症の診断がついてしまうということが増えていると思います。

青木　ちょっと周りの人が自分のことを何とかと言ったらもう妄想になってしまいますから。そういうことで統合失調症という診断をされてしまう。

小林　プレコックスゲフュール（Praecoxgefühl：プレコックス感）などというのは死語でしょうか。

杉山　そんなことはないと思うのですが。コンラートのアポフェニー（Apophänie：異常意味顕現）のようなものを精神科医はもっと敏感に感じ取っていかなければいけないと思うのです。それが若い人はわかっていない。

小林　あまり教育されていないのでしょうか。

青木　DSMの功罪ということですが、少なくともDSMで診断して薬物アルゴリズムあるいはガイドラインに沿って薬を処方するという二つの基本骨格のようなものはできていますが、発達も含めてその人をどう理解するか、その人の生きている背景をどう広く理解していくかという視点を学ばなければいけないと思うのです。それがやはり薄っぺらくなっているのだと思います。だから普通に歩いて買物に行かれてニコニコしている人が統合失調症になってしまう。

小林　われわれが学んだ教科書もあまり役に立たないでしょうが、今書かれている教科書というのもやはり、今の患者さんの病像のおびただしい変化の中ではあまり役に立たなくなっているのではないでしょうか。

杉山　教科書というのは難しい課題ですね。

青木　でもたとえば『精神科治療の覚書』（中井久夫、日本評論社）などは、発達障害であろうとなかろうと、とにかくベースに読んでおくとやはり全然違いますよね。

ひとりの人をどう理解するかということについて、その人の今の内的なものだけあるいは今の行動だけをみるのではなくて、発達的・歴史的に、現在の空間的に、もっと広がりをもって豊かに理解することが大事なのですが、どういうふうにしていったらいいのでしょうか。

杉山　そのダイナミックな理解というものは、実はバイオロジカルな問題も同じような気がするのです。たとえば私は発達障害の子どもや成人に少量処方をするから余計に感じるのかもしれませんが、少量で処方した薬とメーカーが言う量で処方した薬というのは、明らかに薬理効果が違うような気がするのです。

ある一定の量の薬の効果についてはいろいろな検証がされているのですが、それを極少量にしたときにどういう効果があるのかということについては誰も検証していないのです。これは本当はやってほしいのです。

滝川　個体差もものすごくあると思います。

杉山　たとえば発達障害圏の軽いムードスイングに対して一番有効な薬は、炭酸リチウムの数ミリグラムなのです。一mgとか二mgとか、これはサプリメントの量なのです。一mgというと一〇〇分の一錠ですが、予防効果があるような気がします。処方ができませんから、セルベックス（胃粘膜保護剤）に混ぜるのです。一〇〇mg一錠を一〇mgのセルベックスに混ぜる。そうすると〇・一mgのセルベックスで一mgの炭酸リチウムができますね。そうやって一mgにしたり二mgにしたりするわけです。

滝川　昔の人がリチウム泉を飲んでいたのに近いものになるわけですね。

杉山　完全にサプリメントです。

青木　そういう少量投与あるいは薬をやめるというようなことについてもうちょっと考えなければいけないですよね。やはりそういうことについて、もうちょっと精神薬理の先生にも考えてほしいと思いますが。

杉山　発達障害の子どもというのはピンポイントで当たるのではないでしょうか。なぜかそんなに少量の薬でも効いてしまうのです。オーラップ（精神症状鎮静薬）という薬がありますが、あれもどんどん減らしていくと、むしろ効き目がしっかり出るなという経験をしていて、今使う量で一番多いのが〇・二mgです。〇・一mgとか〇・一五mgとか、そういう極少量処方というのはものすごく切れ味がいいのです。

青木　それはぜひ検証してほしいですね。

杉山　大容量の薬の検証はやっても、極少量の薬の研究は誰もやらないですよ。

小林　儲かりませんからね（笑）。

滝川　でもやはり薬だけではなく、いろいろサポーティブな関わりを合わせながらそういうことをしていらっしゃるわけでしょう。やはり合わせ技によって極少量でちょうど急所に効くということが起きるのでしょうね。そちらのサポートがなくて薬だけで力押しすると、「効かない、効かない」で増量していく羽目になるのでしょう。

おわりに

杉山　ひとつやっていない特集がありましたね。やせ症です。
青木　摂食障害をやってもいいかもしれませんね。
編集部　摂食障害もひと頃に比べ雑誌特集などではあまり見かけなくなりましたが……。
青木　いいえ！　多いですよ。
杉山　多いなどというものではありませんよ。どこでも対応に困っています。内科と精神科が押しつけ合いをして、小児科と児童精神科が押しつけ合いをしている。
小林　そうですか、増えていますか。私の大学のキャンパスでは、これは「やせ」だなと思う人はあまり見ないなあ。
杉山　本当ですか？　私は時代時代に、なぜか二〇人の専攻学生の中で必ず一人か二人はいましたよ。
青木　ちょっとした授業をしてレポートや感想を書いてもらったりすると、とくに摂食障害の授業の後ではかなりの率で自分自身が経験したことがあると書く人はいます。それも一〇%ではきかないですね。
滝川　卒論のテーマにしてくるのですよね。
青木　やはりそれも自己治癒か自己対処の試みなのでしょう。

滝川　乗り越えたという子ですよね。

青木　そうですね。多くの人は乗り越えていますものね。

杉山　対人恐怖というのは消えましたよね。でも自己臭恐怖はまだときどきいるのです。そして醜貌恐怖などもまだいますね。思春期妄想症というものをもう一回見直してみようと思うのですが、やはり、やせ症もどこかで取り上げなければいけないと思います。成人期にいろいろなトラブルを起こさないためには、これとこれの発達をしっかりやっておかなければいけないというような処方箋は出ませんか？

滝川　思春期になる前の段階でこれとこれが押さえられていればというテーマですね。

青木　これくらいにしておきましょうか。長時間どうもありがとうございました。

8

統合失調症治療の未来

——人生もこころも脳もリカバリー

池淵恵美
村井俊哉
笠井清登
福田正人
杉原玄一
熊倉陽介

◎初出

『こころの科学』一八〇号(特別企画「統合失調症治療の現在」)、二〇一五年

池淵恵美(いけぶち・えみ)
帝京大学教授。精神医学。

村井俊哉(むらい・としや)
京都大学教授。精神医学。

笠井清登(かさい・きよと)
東京大学教授。精神医学。

福田正人(ふくだ・まさと)
群馬大学教授。精神医学。

杉原玄一(すぎはら・げんいち)
京都大学助教(当時)、同院内講師(現在)。精神医学。

熊倉陽介(くまくら・ようすけ)
東京大学助教(当時)、同博士課程(現在)。精神医学。

福田（司会）　きょうは『こころの科学』三〇周年記念特集号「統合失調症治療の現在」の座談会にお集まりいただきありがとうございます。

座談会の出席者は、帝京大学の池淵恵美先生と京都大学の村井俊哉先生、東京大学の笠井清登先生と、いずれも大学に勤められているお三方です。普通の座談会ですと、もう少し職場にバリエーションを持たせると思うのですが、あえてこのような構成にしました。というのは、きょうのテーマであるリカバリーは現場では広がりつつありますが、それを大学で仕事をする人間がどう見るかという視点も意味があるのではないかと考えてのことです。ただ三人だけでは物足りないところについて、京都大学の杉原玄一先生、東京大学の熊倉陽介先生のお二人の若手に違う視点からご意見をいただければと思っています。

まず最初に、池淵先生から順に、簡単に自己紹介をお願いできますでしょうか。

池淵　帝京大学精神科の池淵と申します。専門は精神障害リハビリテーションです。精神障害を持っていらっしゃる方がどうご自身の生活を取り戻していけるかが私のフィールドワークなので、リカバリーはとても大事なテーマです。

『こころの科学』も創刊三〇周年ということですが、私が精神科医になってから三十数年なので、ほとんど私の歩みにも重なり、昔の誌面を懐かしく拝見させていただきながら、この三〇年で何が言えるかと考えてまいりました。きょうはよろしくお願いいたします。

村井　京都大学精神科の村井です。私は精神科の中では、統合失調症に加えて高次脳機能障害を専門としています。今回のリカバリーというテーマは、統合失調症だけでなく、もっと広く、慢性疾患全体に通用する概念だと思います。そういう意味で、きょうはリカバリー概念がどこまで有用な概念なのかということを学んで帰りたいと思っています。よろしくお願いします。

笠井　東京大学精神科の笠井です。私は一九九五年に精神科医になったので二〇一五年でちょうど二〇年です。あらためてこういう座談会の機会をいただいて、自分自身、ちょっと感慨深いものがあります。統合失調症の治療を生涯の臨床や研究のテーマにするとはまるで考えずに精神科医になったので、振り返って二〇年、自分のやってきたことを物語化すると、いろいろな患者さんとの出会いから始まって臨床や研究を一連の流れでやってきたなと感じているところです。今日はどうぞよろしくお願いします。

杉原　京都大学の杉原です。若手ということで呼ばれましたが、それほど若くもなく（笑）。専門はＰＥＴやＭＲＩを使っての神経画像をやっています。統合失調症や双極性障害、自閉症などの病態研究を専門にして、もちろん臨床や教育の面でも一応頑張っているつもりではいるのですが。きょうはよろしくお願いします。

熊倉　東京大学の熊倉です。私は本当の若手という立場で、きょうはこのような座談会にお招きいただきありがとうございます。今は東大病院で研修部員という、研修医の先生方のお兄さんのような役割をさせていただいています。専門というほどではないのですが、統合失調症をはじめとした精神疾患を持つ方を含めたすべての人の身体的な健康ということに興味を持っております。よろしくお願いいします。

福田　司会は、本特集号の構成を村井先生や笠井先生と担当した、群馬大学精神科の福田が務めさせていただきます。

それでは早速本題ということで、村井先生、最初に口火を切っていただけますか。

体験から考えるリカバリー

村井　リカバリーというのが、東京の先生方の間ではかなり流通した概念になっているという話をお聞きしましたが、杉原先生や私の感覚では、皆さんが思っておられるほど世の中では流通していない。少なくとも京都では使い古されたというような段階に来ている概念ではないと思っています。つまりわれわれとしてはかなり新鮮な概念です。そういう意味で、非常に素朴な発言でスタートしたいと思います。

リカバリー概念が重要なのは、統合失調症だけではないと思うのです。たとえば高次脳機能障害など、いろいろなところに広げることができる概念ではないかと。その一方で、医学全体でこれが至上命題のように大事かといえば、医学の歴史を振り返ってみると、医師はまず感染症などの急性疾患や死に至る病いなどを診ていたと思うのです。つまり医学全体ということではないけれども、リカバリーという概念は慢性疾患全般にとって有用な概念であろうというところから考えてみることにしました。

実は私自身、子どものころから気管支喘息の発作がよく起こって、そのたびに医者にかかって、学校も休まないといけないぐらい大変でした。病院へ行って、点滴をしてもらって、その都度、たぶんレミッション（寛解）ということになっていたと思うのです。それがしばらくすると夏場だけ起きるようになりました。発作が起きたときはこういう対処をしてくださいということで、吸入薬をもらって、中学、高校ぐらいまでを過ごしました。吸入薬は効果があって、客観的に医者が評価するという意味では、この時点でリカバリー（回復）しているのですが、自分としては結構大変で、夏場に泊まりがけでキャンプに行ったときなんかも、一人だけ変な呼吸をしているのが恥ずかしかった、という経験があります。

最近言われているリカバリーは、おそらく患者さんの側、あるいは公民権運動から出てきたリカバリーという概念ではないかと思います。つまりその病気を持ちながら生きるということですね。私の場合もそういう経験があって、いつの間にかこの病気を持ってつらい思いを体験しながらもそれを克服していく自分がいる、それが自分のライフスタイルのようになってきていました。つまり病気と折り合いが付いて、騎手と馬のような状態になっていったわけです。

ところが、幸いなことに私の喘息は数年前から完全に治ったのです。発作は全く起きなくなり今では薬を持つ必要もなくなりました。自分にとってこの病気は完全に過去のものになった感覚、そういえば過去にそういうことがあったなと振り返るような、そういう感覚です。実際、こういう状態になってみると、これはこれでまたリカバリーの一つのかたちかなと思えるのです。

つまり、私自身の体験を振り返りながら、リカバリーにもいくつかの異なるかたちがあるのでは、ということを感じたわけです。統合失調症は、リカバリーの率についての見積もりは四％ぐらいというデータから五〇％ぐらいというデータまで大きなばらつきがありますが、こういうばらつきは、リカバリー概念の違いによって起きている部分も大きいのかもしれません。

福田　村井先生のお話を聞いて触発されたことがあります。昔の医療の対象は、感染症や外傷など外部からのものでした。感染症も、原因となる細菌は外部のものであって自分のものではないわけです。がんについても、もともとは自分の細胞が異種になってしまったという意味では外部のものです。それに対して、糖尿病とか高血圧とかあるいは精神疾患というのは、人間の内部から出てくる疾患です。その二つはモデルが違うのかもしれないという感想を持ちました。

では、次に笠井先生のほうから。

笠井　リカバリー概念についての村井先生の体験を交えたお話は、すごくわかりやすくて参考になりました。たしかにリカバリーは、東京の人が多く使っているのかもしれませんが、使いたがる人と、使いたがらない人がいるんですね。使いたがらない人は、自分のことは自分で考えたいというタイプの方で、外来語――外来語というのは海外から来たというよりは、他の人が使っている言葉という意味ですが――、つまり、何らかの概念をあらかじめ持ってしまっているような言葉で、自分自身が主体的に生きていることを表現されたくないと思っていらっしゃる。こういう方はリカバリーという言葉に拒否感があって、使う場合でも、「僕、使いたくない人がいるっていうことはわかっているけどね」、みたいな言い方をされることに最近気づきまして。

杉原 それは患者さんで、ということですか。

笠井 はい、当事者の方でもピア活動やアドボカシー・グループなどに積極的に関わっておられる方々とお話しすると、そういう言い方をされます。まあ、そのとおりだな、と思います。

もう一つ、村井先生の体験のお話で思ったのが、昨年（二〇一四年）四月に一〇〇歳でお亡くなりになった臺弘先生（東京大学精神科元教授）が、亡くなる直前まで、「統合失調症で治った人知ってる？」というふうに、必ず挨拶代わりに周囲にお尋ねになっていたんですね。その治っているというのはリカバリーということですが、臺先生のおっしゃるリカバリーというのは、かなり村井先生の気管支喘息の最終段階と近い形で、そういうところを目指すべきだけれども、なかなかまだ達成できていないね、でも、ごく一部にそういう人がいて、臺先生自身が経験したことがあるよ、という意味で使っていらっしゃいました。もちろん、病気が絶対再燃・再発しないかどうかというのは理論的にはわからないわけです。村井先生の場合もそうだと思いますけれど。

村井 そうですね。

笠井 理論的にはそうなんですが、一種、過去のものになっていて、自分の中での位置づけがかなり過去のものになっている。再発の危険性はあまり恐れていないし、もしあったとしても、それを乗り越えていけそうだという効力感みたいなものがすでに存在しているみたいな感じですよね。臺先生はそういう意味合いで、回復（リカバリー）した統合失調症ということを言っておられるのかなと、自分なりに解釈していました。それできょう村井先生のご発言を聞いて、どこか似ているなと思ったわけです。

福田　事前に想定した内容と早速違ってきましたが（笑）、そのほうがおもしろくなりそうです。今のお話、素晴らしいなと思って、とても楽しみにしています。

それでは池淵先生、お二人の話を受けてお願いします。

池淵　リカバリーは私の専門領域ですので、どのようにしてリカバリーという言葉が出てきたかをお話ししたほうがいいでしょうか。

笠井　そのお話を先にしていただくべきでした。横道から入ってしまって申し訳ないです（笑）。

リカバリーと「障害受容」

池淵　身体障害者を中心に、社会生活の中で回復しているとか社会に復権するという考え方は、前からリハビリテーションの領域では言われていて、それこそ五〇年前ぐらいにも自立運動とかQOL運動とか、障害を持っていても自分たちは普通に社会生活ができるということは言われていたわけです。そういう中で、主に身体障害の方が中心だったのですが、自分たちにできないことがあっても、社会の側が自分たちをサポートすべきだという主張はあったわけです。

そういう中から二十数年前に障害受容という考え方が出てきて、単純に客観的な障害だけではなく、もう少し主観的に、障害というものをどのように考えるかという視点が出てきました。ただ、これは身体障害の領域で、客観的に障害が見やすく固定したものなので、精神障害の場合とは少し違うかとは思います。

アメリカで、身体障害を持っていて、権利擁護の活動をされていた方が言いだしたことですが、私たちの普通の価値というのは、体がきれいだとか、速く走ることができるとかという価値観が一般的だけれど、そういう価値観からいったん脱却して障害の部分を限局したものにして、自分の人格とはいったん切り離しておいて、自分がどういう生き方をするのかという価値をもう一度見いだしていく、それが障害の受容だという議論をしたわけです。今のリカバリー論とかなりつながると思います。

同じころ、日本でも素晴らしい先達がいました。東大のリハビリテーション部の教授をかつてされていた上田敏先生が、それまでの客観的な障害という見え方にもう一つ付け加えて「体験としての障害」(subjective experience of impairment)という言い方で、身体障害の場合にも自分が障害をどう体験しているかということがとても重要だと、主張されたんです。

半身まひになってしまった学校の先生がいて、右手が使えなくなったせいで黒板に板書できなくなった。いろいろなリハビリも拒否して、自分はもう教師としての価値がないと言っていた。左手が使えればいいじゃないかと勧めても、ご本人は全然受け入れなかった。ところがある日、教え子の人たちから「先生が来るのを待っているよ」と言われて、そのときからすごく変わっていき、左手で書く努力を始められたそうです。それまでは、右手の代わりに左手を使うという機能訓練を頑なに受け入れなかったのが、自分の人生を考え直し、もう一度先生として復活するんだとなった。そのためだったら別に右手にこだわる必要はない、左手で書くことを受け入れればいいんだと価値が転換されて、変わられたという話があります。

リハビリというと機能訓練というイメージがありますが、その人の人生を考えるために何をするかと、その価値を置き換えないとリハビリはうまくいかないんだと、上田先生は話された。二〇年前にすごく注目され、本もたくさん書かれたりしまして、私もそれに触発されて論文を書いたりしていました。障害の受容という言い方ですが、かなり前向きに主体的に取り組む考え方でした。

「障害受容」概念の限界

池淵　ところが、そういうことがすごく言われるようになったときに、さきほどの笠井先生の話につながりますが、専門家の間からも当事者の間からも反発が出ました。私たちは、障害を治してほしいんだ、障害のない人生を生きたいんだ、それなのに障害を乗り越えた先の価値観を見いだして生きていってほしいというのは専門家の押し付けだということで、反発があったんです。そんなことでだんだん障害受容の考え方は触れられなくなった。

障害受容の考え方が注目されていた一九九〇年代の半ばにリカバリーという考え方を言い出したのがパトリシア・ディーガン（Patricia E. Deegan）です。この方は統合失調症であり、かつ心理学者でもある方です。この方が強調されたのは、リカバリーは本人のみが語り得る体験だと。その中で、自分自身がどこかでまた生きる目的なり価値を見いだしていくプロセスこそがリカバリーで、非常に多様性があって一つのものとしては語れない。この考えはたくさんの当事者の人を引き付けて、広くリハビリ関係の人たちが、その考え方に共感するようになったんです。

一九九〇年代の後半になると、ウィリアム・アンソニー（William Anthony）さんというボストンの精神科医がリカバリーを概念化して、専門家の言葉で整理し、医療関係者、専門家の中でも広く使われるようになったという経過です。

「リハビリの効果」とリカバリー

池淵　その後を振り返ると、たとえばオーストラリアとか英国や米国でも、リカバリーという考え方を中心にしたほうが、実際にリハビリテーションの効果が上がると考えられるようになってきて、リカバリーを主軸にしたリハビリテーション政策が立てられるようになってきています。それはすごく大事で、当事者主体ということですが、全くの私見ですが、何とか機能を回復しようとして、狭い意味でのリハビリテーションに膨大なマンパワーや資源を投入するよりは、ご本人が自分なりの生活を見いだしていくリカバリーのほうが、政策としてよりコストパフォーマンスがよいという国としての判断があるのだろう、と思います。

だからリハビリテーションの専門家としては少し複雑な気持ちもあります。リカバリーという言葉を使いたくない気持ちもあって、特にご家族の方たちは抵抗したくなる面もあるのだろう、と感じます。

おもしろいことに「浦河べてるの家」の人たちも、「普通に生きたい」と言われるんですね。「普通に生きたいってどういうこと?」と聞くと、「普通って、みんなが言っている普通です」と言う。だけど、「べてる」の人たちは自分たちにはそこが難しいと感じられていて、だから「べてる」という共同体の中で生きたほうが自分たちは自分の価値が発揮されるし、安定するし、ハッピーなんだと。そこは実は彼らは二重の価値観を持っていると思うわけです。

昨年（二〇一四年）の初めに「将来の精神医療はどうなるのか」ということを語ってほしいという座談会を頼まれたときに作った図があって、きょう、ここにお持ちしました。加藤忠史先生（理化学研究所）や大野裕先生（国立精神・神経医療研究センター）とご一緒したときのものですが、よろしかったらご覧ください（図1、図2）。

まだまだリハビリテーションと言っても社会生活での生きづらさがかなり残ります。つまり、スペシャリストとしての

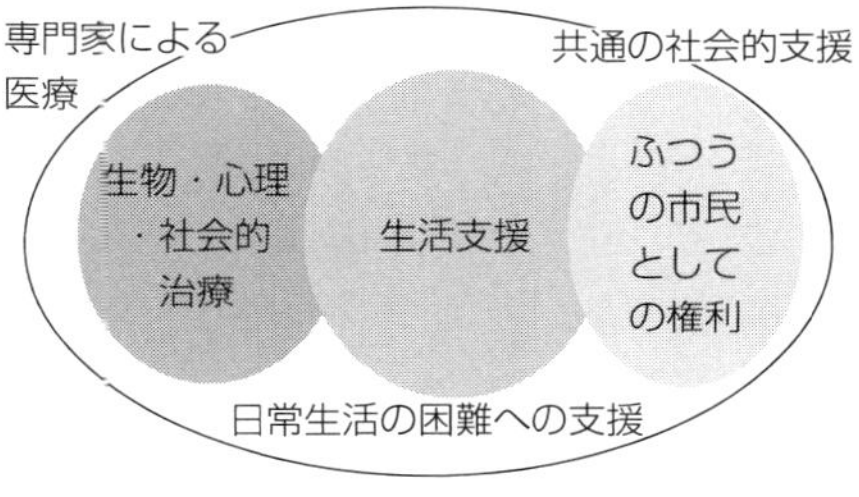

図1

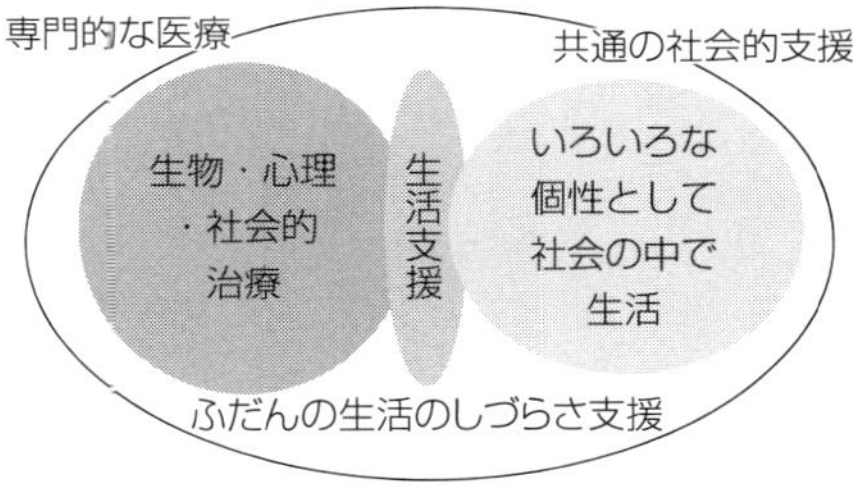

図2

サポート力がまだすごく弱い。

真ん中の部分の生活支援ですが、これは日常生活の困難への支援（usual living support）です（図1）。むしろ専門家よりもご家族なり友人なり、普通の人のほうがより力を発揮することが多いし、医者よりもコメディカルの人たちのほうが力を持っていることが多いです。あとは社会の側でいろいろな生き方を許容する共通の社会的支援（commonality）の構造になっている、これが全体としてのリカバリーだと思います。

村井先生や笠井先生、福田先生には、ぜひ、ノーベル賞をもらえるような何か素晴らしい発見をしていただいて、精神科医療が発達して、生活の障害（disability）がもっと小さくなる社会が来てほしいという夢を持っています。そうすると図2になってくると思っていて、あとは社会的支援（commonality）ということで多様な生き方を生き、受け入れる社会があればいいんじゃないかと、勝手に思っています。ところが現状はまだ図1の状態です。だとすると、医療は力がまだまだ足りないというわきまえが必要で、「べてるの家」の川村敏明先生（元浦河赤十字病院）が言っている「治せない医者なんだよね」というわきまえが必要になってくると感じています。

私のリカバリーの考え方は、当事者の人が元気になっていろいろ体験発表をしてすごくいいなという部分と、専門家として自分の足りなさを突き付けられている思いと、その両方があります。

福田　包括的で本質的なお話をありがとうございました。私の頭の整理のために、今お聞きして感じたことをまとめさせていただきます。一つはリカバリーという言葉の使い方というか定義についてでした。狭い意味のリカバリーですと、症状や障害がありながらもその人らしく生きるという、そういう側面が強調されるところがありますが、今の先生のお話ですと、そういう側面とともに症状や障害をよくしていくこと、改善していくこともリカバリーに含めていいんじゃないかということでした。そういう意味からは、症状や障害があっても、というかたちでのリカバリーだけを押し付けるのではなく、ご本人の選択にもとづくリカバリーの多様性があっていいというお話が一つ。

もう一つは、普通に生きるとか生活することがどういうことなのか、その中でどういう生き方に価値があると考えるのかという価値意識と言えばいいんでしょうか、そんなことについても考えていかないといけないというご指摘でしょうか。

池淵　はい。

福田　それでは杉原先生、お三方のご発言を受けて感じたことでも挑発的な発言でも、何でも結構ですのでお話をお願いします。

医学モデルとしてのリカバリー

杉原　今回のテーマがリカバリーということで、いろいろ論文なども調べてきたりしたのですが、まず、統合失調症に関してリカバリーの定義がきちんと決まってないというような話があります。いろいろ論文を見ていると、定義をどうするかということで、先ほどの話と逆になってしまうんですけれど、まず症状が寛解しているということと、あとは社会的な機能が保たれているというか、元に戻っている。それがたとえば二年なり三年なり続くというのをリカバリーと定義しましょうというのがあります。さっき池淵先生にお示しいただいたリカバリーの定義も基本的にはそちらに近いように思えて、それは何かしら医学モデルに乗るのかなという気がしています。

それ以外の、たとえば症状がありながら、何らかの能力障害や機能障害を持ちながら生活をしていくという「受容」も一つのリカバリーのかたちかもしれません。また、リカバリーした状態を結果というふうに捉える考え方と、あとはその過程、すなわちよくなっていく過程をリカバリーとして捉える考え方もあるようです。これらは、やはり分けて考えないとどちらの話をしているのかよくわからなくなってしまうということがあります。

これらを分けたうえで、医者が普段の診療でやっている部分、やれる部分、そしてまた、どこまでやれるのか。さっき笠井先生がおっしゃったように、患者さんの、価値観を押し付けないでほしいという考え方ももちろんある。そういう方もいらっしゃると思うので、そこのところは治療する側も意識していったほうがいいのかなと、お話を伺っていて思いました。

福田　杉原先生はその過程という捉え方についてはどのようにお考えですか。

杉原　たとえばアルコール依存症の方のリカバリーというのは、基本的には治っているのではなくて、常に過程にあるといいますか、そういうリカバリーの考え方もあるのかなと。統合失調症の方のリカバリーに関して言うと、端的には非常に狭義の症状の寛解と、社会機能がある程度維持できている状態をリカバリーとして捉える、個人的にはそっちのほうが医学モデルとしては扱いやすいような気がします。定義しやすいし、今見ていても評価は一番しやすいのかなと思っています。

実際の臨床の場では診察時間が非常に短いということもあって、たとえば患者さんがどのように統合失調症という病気を受け入れているのかということに関してまで、なかなか深く踏み込むことが難しい現実があります。年に何回かそういうことを話し合うときがありますし、また、すごく大きな判断をするときには、意識的にそういう時間を持って話をすることもあります。たとえば仕事に復帰される際、「じゃあ、どういうふうに復帰しましょうか」といった話をするときです。寛解状態にある方がお仕事に戻られるときには、さっきの村井先生のお話のように、再発の可能性まで含めて考えないといけない場合があります。患者さんがどうやって病気と折り合いをつけていくか、いかに受け入れて生きていくか。たとえばお薬を飲みながら、治療を受けながら生きていくのか。そういうことについて話し合うこともありますが、それは患者さんを診ていて一生に何回あるかないか、それぐらいの回数なのかなとは思っています。

福田　ありがとうございます。では熊倉先生、お願いします。

寄り添うリカバリー

熊倉　僕が東大で笠井先生らの下でリカバリーというコンセプトを学ぶ中で、まず問題と感じたのは、このコンセプトがまだ世の中に、特に精神保健医療福祉の専門家や、他科の医師などに、まだ十分に広まっていないということです。

リカバリー概念について学びながら後輩に教育する立場になっていく中で、お一人、印象的な方がおられました。それまでずっと精神科に通っていらした統合失調症の方ですが、これまで仕事は無理だと言われていて、リハビリテーションに興味を持って当科の外来の初診に来られました。仕事や今後の生きがいなどを一緒に話し合い、本人やご家族から見ても、主観的にも客観的にもそれまでよりも夢や希望を持って、回復していると感じられるような経過をたどっていました。ところがその方は、家族も僕も、本当に誰も気づかないタイミングで自殺されてしまったんです。池淵先生がおっしゃるリカバリーということを語り、支援する際、細心の注意を払わなければいけないということを、本当に身に染みて考えさせられました。

精神科医が「何をやっているのか」と考えると、もちろんリカバリー支援という視点も広めていく必要があると思いますが、毎朝起きるたびに「死にたい」と思いながらも「仕方ない、生きるか」と、そういうニヒリズム的な気持ちで生きている方がたくさんいらっしゃって、そういう方が外来に来られて「死にたい」とおっしゃる。そこで伴走していくこと。何もしてさしあげられることはないのだけれど、「そういう気持ちでいらっしゃることは受け止めました」と伝えること。そうして一緒に進んでいくということが、精神科医としてまず大事な仕事だと、改めて感じるようになりました。

リカバリーの構成要素を切り出してみると、マズローの欲求段階で言うと「自己実現」だったり、人間のかなり高次な欲求に焦点を当てた側面があって、その危険性もきちんと知っておかなければいけないと、自分の体験をもとに感じているところです。障害受容を不適切に押し付けてしまう可能性を真摯に考えないといけない。

では、リカバリーをどう広めていくかと考えると、むしろ治療する側、支援に回る側が、リカバリーを自分の体験として知っていることは、支援者としての一つの強みになるのではないかと思います。村井先生が先ほどおっしゃったような体験はまさにそうです。医者や支援する側に回る人間が、自分の体験としてリカバリーという感覚を持っていること。それを目の前の人の支援に使うかどうかは別として、「知っている」ということを促していけるような広め方が必要だと思います。「リカバリーモデルの医学教育」として、医者が専門家として成長しながら、自分の人生にきちんと向き合って、主体的に生きていくことを支援できるような医学教育を普及することが、リカバリー概念を適切なかたちで広めていくことにつながっていくのかなと。医学教育に携わりながら、そう考えるようになってきています。

福田　とても大切なお話だと思いますので、その寄り添っていくしかない、伴走していくしかないということについて、もう少しお話しいただけますか。

熊倉　たとえば「将来、仕事に就けるかもしれない」とか、「学校に行けるようになる」とか、そういう希望的なことをこちらから言い出すのが適切ではないときもあると、臨床をやっていて感じます。たとえば家族もいなくて他に人のつながりも全くなくて、月に一度外来に来るだけで、あとは家でずっとテレビを見ています、という方も少なくありません。もちろんそこから就労につながる方もたくさんいますが、客観的にも主観的にも厳然としてそこに障害が立ちはだかっているという状況の方もいて、そういう方とどう寄り添い、その方なりの人生を支援していくか、ということです。

福田　ありがとうございます。全員の方からいただいたお話を、これから深めていきたいと思います。さっきの池淵先生のお話は、ごく簡単にまとめると「普通に生きたいという気持ちをどう支援できるか」ということになると思います。狭い意味でのリカバリーという考え方もあるし、それだけでなく症状や障害を軽減したり、再発の可能性を少なくしたりということがあるんじゃないかということでした。それは、「普通に生きる」とはどういうことかを考えていくことになるのでしょうね。

池淵 はい。

福田 そういう話になりますと、先ほど村井先生からご自身のお話がありましたが、統合失調症に限ってという内容と、統合失調症に限らずさまざまな疾患に共通する面と、それぞれあると思います。そのあたりのことも含めて自由にご発言をお願いします。

リカバリーの複数のコンセプト

村井 池淵先生からいただいた資料（図1、図2）を見ていて思ったのですが、先生はこの図1から図2へ、つまり医学の領域が広がって生活支援の領域が狭くなっていく、そういう方向で私たちにご期待をいただいている。それについてありがたく思う一方で、むしろ図2の状態から図1の状態になるのが理想的という考え方もあるのかなと私は思っています。

図2の状態、つまり医学の領分が大きく広がったイメージを脱皮して、われわれはサイエンスとしての精神医学の領域をもっとコンパクトに絞って、その外側にもっと広大な生活支援とか人生が

あるということを認識するべきではないか。もちろん精神科医のアクティビティーはサイエンスに限ったことではなくて、患者さんと共に生きるという部分もあります。ただそれは「癒し」という要素であって、サイエンスではない。私たち専門家にまず求められているのは、コンパクトな内側でわれわれには可能だけれども素人にはできない専門性の部分でしっかり役割を果たすことではないでしょうか。そのうえで、その外側はコメディカルの専門家、さまざまな立場の支援者、あるいは当事者の方々と一緒にやっていく、そういう領域がある。先ほど熊倉先生が「寄り添う」とおっしゃいましたけれども、専門性の外側の部分で、共に生きる、ということを大切にできれば、と思うのです。その部分では、われわれ医師も自分自身がその中でリカバリーしていくことになるでしょう。

そういう意味で杉原先生の話を聞いていて思ったのですが、リカバリーという一つの言葉では全体を覆うのは難しいのではないか。たとえばリカバリーS（subjective のS）、リカバリーL（life のL）とするのか、呼び方はともかく、何か少なくとも二つ以上、複数のコンセプトがあったほうがむしろリカバリーの概念が豊かになるのかなということを、皆さんの発言を伺っていて感じました。

池淵　村井先生が言われるように、生活支援のほうが大きくなっていってメディカルな部分が小さくなっていくのがいいという考え方もあって、今の状況はそうなりつつあります。たとえば精神障害者リハビリテーション学会に行くと、コメディカルの人たちや当事者の人がとっても元気で、自分たちで力を合わせてどんな新しい起業をしようかというようなことをやっています。参加者の中で医療関係者、とくに医師は少数です。隅っこのほうから、「みんな頑張っているね」みたいな格好で見ている。だから村井先生が言われるように、たしかに日本もこれまでとは少し変わってきて、地域で生きていくことをサポートしようという力がやっと強くなってきたと思うんです。そのうえで図2は未来の夢の話ということです。

村井　なるほど。

福田　今のお話を少し整理したいと思います。従来の言葉では機能障害（impairment）と能力障害（disability）との関係ということでしょうかね。身体障害をモデルにすると、機能障害が基盤にありそれで能力障害が決まってくる、そういう考え方が基本ですが、精神疾患では必ずしもそうではないんだといわれている部分があるわけです。

それに対して池淵先生も村井先生も、それはそうなんだけども、しかしやはり機能障害の改善もちゃんと考えないといけないという、そういう将来を見越してのご意見と承りました。

池淵先生から依頼を受けて、二〇一三年の精神障害者リハビリテーション学会で、リカバリーについて脳科学の側面からの話を一五分ぐらいしたことがあります。そのときとても印象的だったのは、話が終わったあとに当事者や家族の方が、それはとてもいいと言ってたくさん寄ってきてくださったことです。

そういう話を精神科医の集まりでですると、ほとんど関心を持ってもらえないことが多いんですが、当事者や家族は、一方では狭い意味でのリカバリーのことを考えているんでしょうけども、しかし、他方では機能障害をよくする取り組みも大事だと切望されていると感じました。そういう意味で非常に印象的な経験でした。それは、症状とか障害と生きるということがどう関係するかということが、精神疾患については十分にまだわかっていないということなのだと思うのですが。

池淵　そうなんです。

福田　身体障害ですと、身体的な障害が明らかでそれによって生活が不自由になるということがわかりやすいんですが、統合失調症をはじめとする精神疾患の場合には、症状とか障害といわれていることと、生活とか生きるということの間がどう関係するかがよくわかってない。とりあえず今、切り分けていますが。でも、それは両方とも脳が担っていることなので、脳のレベルでその二つがどういった関係なのかを整理していくことが、今のお話が本当の意味で解決していくことになるのだろうと思います。

精神医学・精神科医にできること──「生活の科学」としての精神医学

笠井　先ほど村井先生が医学・医療がやるべき専門性を狭めるとおっしゃったのには深い意味があると思います。メディカルスタッフの方ができる生活支援と、医学、医療の専門家ではない人ができる生活支援とがありますよね。私は専門家でない人たちが生活を紡いでいくというのが人間の世の中だと思っているんですが、そこに精神医学ができることが結構あるんじゃないかなと思っているんです。

精神医学に携わり、かつ自分の人生を生きている立場から、そもそも生きるって、どういうことかを最近考えています。人間は、脳と身体というものを持って生まれ、生まれながらにして主体的に手足を動かしている、すなわち行動していますね。言葉に支えられた高度な精神機能は後からついてくるのです。価値といわれているものは何か、ということも考えています。従来、価値とは対象側にあるものと考えられてきました。しかし、価値というものは、最初は社会や他者という対象側に共有されているものかもしれませんが、人の発達の過程で次第に個人の脳や身体に再編を経ながら内在化され、それが行動の動因になっているのではないかと考えるようになりました。つまり、価値を、意識される、されないにかかわらず、個人の脳や身体に内在化された行動の動因と考えるのです。こう考えると、困っている人を支援、伴走するときにうまくいきます。

最近私が経験するのは、精神科の治療場面だけではなくて、一般の方とか、身内とか、知り合いとか、そういう方々も当たり前ですが結構みんな困っているということです。あるいは自分自身だって困っています。そういう自分自身や地域で生活している他者を支援するときに、脳と身体を持って生まれた個人が、人生を通じて価値を形成し、生活の中で価値に基づいて行動していくというモデルで人間を捉えることでうまくいく、精神医学の知識や経験が非常に役立つ感じがします。そういうのがたぶん「生活の科学」としての「精神医学」と呼べるものかもしれないと思っています。生活の科学みたいなことを実感として考えられる立場としては、医療の中では精神科医は、立ち位置としてかなりコアな部分にいるんじゃないかなと自負したいです。

人がどう生きるかということについて不可侵と考えるのではなく、専門家ができ得る、今後磨き得るのではないかと考えておりましたので、先ほど村井先生がリカバリーS、リカバリーLとおっしゃったのが結構いいなと思ったんです。

その一方で、精神科医を含む医療人の中でも患者さんの主観といったことに関心のないタイプの医療人に対して、少なくともそういうことを考えなさいと（笑）。医学モデルでもいいから、少なくとも上田敏先生が昔言っていたことぐらいはちゃんと考えなさいというのがリカバリーS。あとはもうちょっと深い意味での、なかなかわれわれでは考えが及ばない部分の一人ひとりの主体のリカバリー、他の人が語ってはいけない究極のリカバリーをリカバリーL。このように概念化していって、それぞれ使っていく必要があるのかなと。

僕が今のところ対外的にリカバリーと言っているときは、リカバリーSの脳科学みたいなことが重要だと。リカバリーLというのは、かなり個別性の高い深い世界なので、研究のなかなか及ばない世界なんですね。でも、精神科医というのは、そういうリカバリーLも自分で体験したり、他の人と体験を共有していたりするので、リカバリーSとLを両方考え得る、なかなかおもしろい職業だなと思っています。

池淵　先ほど科学が発達してと言ったのは、今、笠井先生がおっしゃったようなことで、別に新薬を期待するということだけではないんですよね。もちろんもっといい薬も欲しいけれども、今の笠井先生が言われたようなことも私は期待していると思いました。だからリカバリーLも、もう少し脳科学のほうで何か整理できたらいいのにと。

素手の戦い？

池淵　どういうことかというと、たとえばきのうも退院ミーティングで、発達障害の人の結婚、という話が出てきて、突然のことにお父さんとお母さんで意見が真っ二つに分かれてしまった。「もうこんなチャンスは二度とないから結婚させろ」と言うお父さんと、「お父さん、そんなこと言ったってあの子は家事も何もできないのに、何を言っているの」と言うお母さん。ご両親で意見がうまくかみ合わなくて、そうこうするうちにご本人が混乱してパニックを起こしてしまった。衝動行為が心配で入院で預かっている人で、支援者が集まってどうしようかという話をしたんです。

結婚は大事なことだけれども、まだお母さんに保護されて生活しているので、社会人とか家庭の妻としての役割はこれからだから、どうやってその人が成長していくんだろう。そういうことを考えるうえでの学問的な手掛かりが欲しいとすごく思うんです。今のところは自分の経験でこうしたらいいんじゃないと、ご家族だったり、保健師さんだったり、作業場のスタッフさんだったりと一緒に、話しているレベルなので、素手で戦っているようなすごく心もとない感じがあって……。そこは村井先生が言うように、医学で負ってしまわないほうがいいという考え方もあると思うので、そうじゃなく素手で戦ったほうがいいのかもしれないので……。よくわからないけれど、バックボーンといいますか、経験だけでなく科学的に整理された考え方を自分が持っていられるといいなと。ちなみに最後は「池淵先生が決めてください」なんて言われて（笑）。「いや、それは私には決められないから、少しずつまた生活を立て直してやっていく中で二人の生活が見えてくると思うから」という話で落ち着いたんです。

笠井　おっしゃるとおりです。リカバリーLみたいなものを安易に扱おうとすると、下手をするとリカバリーの医療化みたいになってしまう。そこについては十分注意が必要だと思います。

福田　話が混乱するといけませんので、リカバリーSとリカバリーLの意味を整理しておきたいと思います。リカバリーSという考え方は、症状や障害があっても、その人らしい生活ができるように考えようということでしょうか。ある意味では、昔の障害受容に近い側面もあるのがリカバリーSという考えです。リカバリーLは、そういうことを前提にしたうえで、その人の価値観とか生き方を尊重する。そこでは、症状や障害があってもいいという考え方もあるかもしれないし、いやそれはなくすんだという考え方もあるかもしれない。そういうのがリカバリーLということでしょうか。

今のお話は、まずリカバリーSについては、脳科学的に解明できることが望ましいのではないか。場合によっては、技術やスキルというかたちにできる部分があるのではと期待されている。しかしそれが、生活までも医療化することになってしまう危惧がある。そのバランスを考えないといけない。そのうえで、そこにとどまらずに今度はリカバリーLについても、しかし、やはり脳科学等々で解明できる面があるかもしれない。そんなお話でしょうか。

池淵　はい、そうです。

杉原　ただ、その前にもう一つ、本当に症状がなく寛解しているとか、あとは社会機能が保たれているとか、それがリカバリーと定義されていたりすることもあるわけですよね。

池淵 医学的なリカバリーですよね。

杉原 医学的なリカバリーはそういうところですよね。まずそこがたぶん一番シンプルというか、いろいろな価値観を含まないところなので。そこに脳科学がきちんと向き合っているのかというと、たぶんほとんど今のところされていないですよね。

笠井 そうですね。

杉原 じゃあ、今あったリカバリーSとかLとかとなってくると、さらにもっと複雑なことになるので、そこまで脳科学が対象とするのには相当な時間がかかると思います。

三通りのリカバリー

村井 概念に関してですが、杉原先生が言ったのをリカバリーM（medicalのM）として、客観的に評価できるけれども主観体験を重視したQOLとか自己効力感とか一応目標値があるようなリカバリーをリカバリーSとします。一方でリカバリーLというのは、それぞれの人の人生の過程であって、医師であっても患者さんと一緒に自分もリカバリーしていく、そういう概念です。この中でSとLのところで大きな切れ目がある、そういうふうに考えながら、先ほどの笠井先生、池淵先生の話にだいたいは賛同するわけです。ただし二点、賛同できないところがあります。

一点目は、これまでの話の中で、MよりSのほうがよい、SよりLのほうがよい、といったように、要するに狭義のものに対して広義のもののほうが倫理的な意味でよりよいものだという含みが若干あるように思ったのですが、それぞれの概念はその使いどころにおいてそれぞれに重要なものだと思うのです。つまり、Lはまだ無理な人はMぐらいから勉強しましょうという話ではなくて、それぞれが重要だと思うのです。たとえばリカバリーといえばLのほうだけをイメージする人には、Mの部分の大切さもわかってもらいたいのです。

もう一つ思ったのは、リカバリーLについてです。すなわち生きることそのものですが、これは私の信念というか信仰みたいなものですが、これは脳科学の外にあると思っています。池淵先生が何かよりどころがない感じで、できれば素手でやっている感じでなくなればよいのにとおっしゃったことに同意する部分もあるのですが、むしろ素手でやっていいのだという確信を持って素手でやっていくというところも、リカバリーLという部分に関しては必要ではないのかと。リカバリーLとは脳科学が遠い将来に到達すべき目標というよりは、本来的にその外にあるものというのが私自身の考えです。

池淵　そういうお考えもあると思います。

福田　村井先生、整理しやすいように、三つをもう一度発言しておいていただけますか。

村井　Mは要するにレミッションの延長としてのリカバリーです。うつ病などでもレミッション、リカバリーという言葉が言われますが、あれは医者の側から見た回復ということですよね。これをMとします。しかしこれ自体ですでに脳科学で十分扱えているかというと、なかなか難しいですよね。

その次に出てくるのが患者さんの側から病気を見ようというリカバリーSで、たぶんQOLとか自己効力感とかいったスケールで評価されます。これらは主観体験に重きを置いているのですが、それでも客観データに落とせて、ゴールを決めることができます。ではMとSで十分かというと、M・Sの外側にあるものとして生きるということ自体があるわけです。私としては、M・Sまではサイエンスとしての医学の内部でよいとしても、Lになるとそれは医学の外側にあると考えたいわけです。ただ、笠井先生がおっしゃった点は重要で、精神科医はある種特権的な立ち位置にあるといいますか、サイエンスの領域から人生全体に関わるようなことを考えていますので、そういう特別な立場でリカバリーLの部分にもコミットしていくことができるわけです。それは他の職種の人であっても同じことですが、それぞれの立場で自分の体験とか自分の専門性をもとにそこに自分を投げ入れていくという、そういうことになるのではないでしょうか。

笠井 そうですね。そうそう。

村井 だからLの部分は、ガイドラインというものが仮にあるとしても、そういう領域があるということを示しておくという意味でのガイドラインであって、何か通過点があって、ここまで行けばゴールというようなことではない。

笠井 そういうことにはなり得ないですよね、Lの場合は。そのとおりですね。

一応僕の定義では、Lがやや広めで、精神医学とか心理学とかの立場から、ちょっと踏み込むことも少し可能と考えて、それは医療化という意味とは違いますが、かなり個人的に立ち入るという意味での、さっき村井先生がおっしゃった「自分を投げ入れていく」といった意味での言い方ですけれども。それらがあたかも単純に計量可能なアウトカム指標のように扱われることには注意が必要です。一方、医療経済的にはリカバリーと言っちゃったほうが医療モデルじゃなくなるのでお金がかからなくなって、経済があまりよくない世界状況の中ではそのほうが適応的であるというか、そういう思惑が明示はされませんが潜在的にはあり得ること、そうした風潮がたとえばリカバリーSやLを優位概念と考えてリカバリーMの推進が軽視される、といった可能性にも注意が必要だと思います。

リカバリー概念と社会の仕組み

村井　われわれが純粋に概念を整理しようとしているところに、ポリティカルな利害関心の人が乗っかってくる可能性が出てくる。

笠井　そうなんですよ、乗っかってきますので。DSMとかもそういう側面があったでしょうしね。

村井　そういう意味で言うと、やはりその概念をクリアにしておくことが、そこに誰がどういうふうに乗っかってきたかも明らかにできるという意味で……。

笠井　さすが先生。

村井　こっちがぼんやりしていると、乗っかられても、乗っかられていることに気づかなくて……ということがありますし。

笠井　予測しておいて、くさびを打っておくというか。

村井　あんまり日本はそこまで考えていないですよね。たぶん欧米のほうが利害関心が乗っかる構造というのができているんですかね。日本でこういうことを論じる人は、その後ろの利害関心をバックにして論じているわけではないんでしょうか、今はまだ。

笠井　どうなんでしょう。かなり近視眼的な利害で言っている感じじゃないんでしょうか、たぶん。

村井　全体の構造として、概念を広げたほうが製薬業界に有利だとか、あるいは狭めたほうが医療費を節約できるとか、そういう観点は日本ではまだですね。

統合失調症のリカバリー対策

福田　今回は統合失調症の特集号でして（笑）。今までの話の中では、統合失調症ということが強調されずに普遍的な話になっていますので、統合失調症に結びつく話にしていきたいと思います。

リカバリーという話は、精神疾患一般に当てはまることでしょうけれど、特に統合失調症については言われやすいと思うんです。それはなぜかというと、やはり統合失調症については昔から自我障害とかと言ったように、自我とか自己についての症状のウエートが大きい、そのためその人がどう生きるかとか価値観というテーマに結びつきやすい。だからたぶん統合失調症についてはリカバリーが話題になりやすく、一方で自我や自己が症状にあまり巻き込まれない疾患だと、そういうことが若干出にくいのではないか。そんなことを考えますが。

病識に対峙する

池淵　福田先生の話とつながりますが、リカバリーMにしてもSにしてもLにしても、「一緒に伴走しながら」が役立つと思うんですが、伴走していくうえでとても難しいのが、病識といわれている部分です。よく私はご家族の方から、「あの子はちっとも病気がわかっていないので、何とかなりませんか」という相談を受けます。

今のところ病識について、そんな画期的な治療法があるわけではないので、本人の中に入っていって、本人の世界観を一緒に眺めながら、どうしたらもうちょっと楽にやれるかとか、どうしたらやりたいことがうまくいくんだろうねと一緒に考えながら、ちょっとずつ本人の世界観がより安定して、周りとも大きな齟齬が起きないようになる、そんなことをしているんですが、医学的に見たらどうなんだろうとか、職場の人はどう思っているだろうとか、専門家の評価と、当事者の見えている世界の間を行ったり来たりしている自分がいるという感じで、なかなかそこが難しいです。特に自分は病棟管理者でもあるので、「その行動は問題だよね」というのと、「うーん、本人からするとそこに何かいろいろ思いがあるんだよね」というのと、両方あって……。

笠井　全くそのとおりです。

池淵　どうしたらその行ったり来たりがなくなるのか。そこはでも、行ったり来たりの方法が見つかってきたら、本人がこの世界で生きやすくなることなので、それを一緒に探そうということなんですよね。そんなところが特に統合失調症の人は難しさがあるという感じです。夢や希望というのも、やはり現実をちょっと飛び越えたものを彼らは持ちやすいので、「いいね、夢や希望」と言うのは簡単だけれども、なかなか難しい場合があって、そこに支援の難しさがある。

みんなちがって、みんないい

村井 ちょっとよろしいですか、福田先生が議論を統合失調症に絞るとおっしゃったので、絞ることの積極的な意味を考えていました。すると今、池淵先生のお話の中で、病識という言葉がでてきて、なるほどな、と思いました。つまりこの病識という問題があるということによって、リカバリーLにとって重要な個々人の価値の違いが、非常に強いかたちであらわれるのが、さまざまな慢性疾患の中で特に統合失調症ということになるわけです。患者さんが目指すものとわれわれ医療者が考えるもの、あるいは家族が目指すもの、それらがぶつかり合うことが多いという意味で、統合失調症を通じてリカバリーを考えている私たちは、リカバリー概念の中の本当に大事な問題に取り組んでいるのではないのかと。リカバリーを考えるということは、価値のぶつかり合いを必然的に伴うことなのですが、そういうことは他の疾患をみていても気づきにくいところがある。そういうところをわれわれ精神科医療関係者は扱っているんだなということを、今のお話を聞いていて感じました。

笠井 なるほど。価値のぶつかり合いの問題をさらに発展させると、発達の問題という観点がありまして、価値というものについても本人なりのものが成熟するまでに当然二〇歳、三〇歳ぐらいまで、一生かもしれませんけど、ありますよね。そうした価値形成の過程が発病ということでいったん混乱するので、統合失調症を持つ当事者の方の診療をしているときに、もともと持っていた価値観に寄り添うというよりは、一緒に価値作りみたいなものをしている側面があると思うんです。そう考えると、やはり統合失調症の臨床は、リカバリーということを考えるうえでかなり中心に位置しているのではないか、というふうに感じています。

村井 たしかに発達障害とかだと、もともとこの人はこういう人で、というところから始めることができて、概念モデルを作りやすいのかもしれませんね。統合失調症の場合、先生がおっしゃるように、発達の中で起きてくる病気なので、応用問題ですよね。

笠井 おっしゃるとおりです。発達障害といわれている人たちは、やはりもともとの特徴というものから出発していますが、統合失調症の方の場合には、人生途中での発病ということで、そこから内界と外界の折り合いがいったん悪くなる病気なので本当に難しいというか。もちろん発達障害も、もっとしなやかに発達心理学的にみていくべきだと僕は思っていますが。

村井 だけど考えてみると、本来、どんな病気でも、あるいは病気を持っていない人でも、リカバリーLの概念でいくと、それればどんどん変わりゆくものなので。

笠井 そうですね。

村井 われわれは錯覚を起こしていて、何かその人のゴールみたいなものがあるのだとか、価値があるのだというふうについ思いがちだけれど、統合失調症のリカバリーということを考える中で、そういうものに対して、いや、そうじゃないんだということを突きつけられて、さらに一歩考えを進めることができる、そんな感じですかね。

笠井　そんな感じのことを、臺先生は「メビウスの輪」ということで表現したかったのかなとも、最近考えているんですけれどね。

発達と統合失調症

池淵　私が難しさを感じることの一つは、やはり発達ということです。小さい子は、その子の価値観というよりは大人の価値観を持っていますよね。そこが思春期を過ぎていく中でだんだん自分の価値観が発達していくと思うんですが、思春期に発症してしまった人はいわゆる世間一般の価値観にすごく拘泥がある。こうあらねばならないとか、たとえばちゃんと正社員で働かなかったら人間は何の価値もないとか、そういうところに固着してしまっていて、なかなか新たな自分なりの価値観にしていけない場合があって、とても難渋するんです。

笠井　本当ですよね。統合失調症の早期介入という言葉がはやっていますが、池淵先生のおっしゃるような価値と発達の関係に注目してもっと洗練させていくのが統合失調症の早期介入じゃないかなと、僕は最近感じています。テクニック的に何かパッケージのようなものを作って早く届ければそれが早期介入だというふうにやっていると、長期的な治療効果は頭打ちになるのではないでしょうか。価値観の形成期に発病しているところとどう寄り添うのかというところを洗練させる必要があるのかなと思っています。親御さんの価値観というのは結構はっきりあるのですが、本人の価値観の形成は発病によっていったん混乱しているので、生活臨床で言われているいわゆる「色・金・プライド」といったむしろ特徴がはっきりしたものにどうしてもなってしまうというか、本人に固有の重層的なものに形成し切れていないという側面が結構あるのかなと思いますね。

池淵　統合失調症に限らず脆弱性の中にはバイオロジカルなものもありますが、本人のより主観的な部分で、自分はどういうふうに生きていくかと形成されてきたパーソナリティと言うべきなのか、価値観と言うべきなのか、そういう部分が脆弱性に関係していますよね。

笠井　関係していると思います。

池淵　だからリカバリーしていく人は、「ああ、自分はこんなふうにいけばいいのかな」と変わっていってくださるけれども、何か固い目標にこだわる人は非常に再発しやすくて難しいと感じています。

福田　今のお話は、価値観でも自分の内的な、自分独自の価値観を持っていないから、逆に外界の価値観をそのまま受け入れる形になるということでしょうか。

池淵　そうです。

福田　そういう方はなかなか人生がうまくいかないことが多いということですね。

池淵　そうですね。だから外の評価にすごく敏感だし、すぐに周りから脅かされるというふうに感じやすくて、とても不安定だと思うんです。

福田　自分なりの価値観がないからこそ、余計に脅かされるという思いを持ちやすいということですね。

池淵　そういう感じがするんです。

価値観の脳科学

福田　最近脳科学が進歩して、価値観についても脳科学的な所見も出てきています。その中で、今のお話のような外部から与えられた価値と、自分の内部的なというか独自の価値という話は、どのくらい分けて検討が進んでいるのでしょうか。

笠井　最近、価値観が個人の中にどう内在化していくかということが、統合失調症の発病と関係が深いということが疫学的にもわかってきています。その発端となったのは、都市部に統合失調症の方が発生しやすいということや、移民に発生しやすいという研究結果です。そのことから、社会的に孤立することにより、社会は自分にとって心地よいものではないという、そういう社会についての考え、偏見みたいなものが自分の中に内在化していくことが発病と関係しているのではないかという仮説が生まれました。さらに、自分にとってこの社会はよくないものだという偏見みたいなものが内在化していることと、脳の機能や構造との対応、あるいは都市部で生まれてからどれくらい長く生活しているかということと、脳の機能や構造等が関係している、といったデータが少しずつ出てきています。

ただ、疫学的にはある程度真実だと思うんですが、それが脳につながっているはずだという仮説を立てますから、そういう所見を発表しやすいというバイアスがかかります。そんなに単純なものではないと思うので慎重に考えないといけないところですが、社会とか家族で共有されていた価値が、少しずつ個人の中に内在化する過程が自我の形成や精神疾患の発症とも関係しているかもしれないという仮説が、脳科学的に検証されるようになってきているという状況は興味深い研究トレンドだと思います。

池淵　そういうことをバックグラウンドにして、臨床の患者さんのデータでも、神経認知とか社会的認知といったような認知機能障害がダイレクトに社会生活の能力につながるのではなくて、その間を自分自身がどの程度機能できるかという自己認識が媒介しているというデータが出るようになっています。

笠井　そのとおりですね。

情緒形成のつまずき

笠井　せっかく福田先生が話を戻されたのに、また非特異的なことを言ってしまって申し訳ないのですが、統合失調症の自我障害は非常に重要ですけれども、最近、統合失調症の若い患者さんを診ていて痛切に思うのは、統合失調症の自我障害より手前の情緒の形成とか、同年代の仲間との関係の形成、社会性の形成の部分ですでにつまずいている。それは神経症の方でも、若いうつ病の方でも、パーソナリティ障害の方でも同様である場合が多いですが、そういう部分でつまずいてきたことが、結局、発病した後でも一番その方にとって生活の障害につながってしまっているというか、そういう部分をどう立て直すかということが治療の鍵であるケースが多いと思うんです。

　自分の臨床経験が乏しいころにこうしたことに注目できなくて症状のことばかり考えて治療しており、経験を積むに連れて関心が高まってきたからなのでしょうか。あるいは二〇年たって社会の状況の変化と相まって、明確で強いソーシャルプレッシャーというか、何々するべきものだとか、親は敬うものだとか、友だちと仲よくするものだとか、あるいは社会というのはこういうものだというようなものがあいまいになってきて、社会関係の形成やその内在化があいまいな形にとどまった若い患者さんが増えたのでしょうか。どちらが原因かはわかりませんが、僕の中では研修医のころに考えていた統合失調症の方の治療と、今、二〇年たったときとですごく変化している感じがします。必ずしも自分の経験が二〇年たって深くなったというだけではない、という感じがすごくしますね。

池淵　そういう現象はうつ病で最も顕著な気がします。

笠井　もちろんうつ病の方に顕著ですけれども、統合失調症の方にも結構当てはまるというか。

村井　だいたいおっしゃっていただいたんですが、一点、ちょっと反対のことを言わせていただきます。価値観の内在化と統合失調症の関係で言うと、関連があるのはたしかにそうだと思いますが、どっちが先かという話があるかと思います。仮に難しい環境にあってそれがゆえに移民や都市生活者に統合失調症という病気が起きてくるというふうな考えでいくとすると、もっと強力に、たとえば家庭環境などの中に、ずっと大きなオッズ比のリスクファクターが見つかってきそうな気がします。ところがむしろ統合失調症は家庭環境の中に目立ったリスクファクターが見つかってこないという意味において、精神疾患の中でかなり特異な位置を占めています。そういう意味で、私自身としては、統合失調症という病気は原因がわかっていないけれども、おそらくは遺伝的要素を含む強い要因がもともとあって、その結果起きてくる病気の過程の中で、価値の内在化ということの難しさが起きてきて、という方向で考えています。

笠井　おっしゃるとおりで、いじめの問題もそうだと思うんです。統合失調症の患者さんの過去のいじめ体験について時系列に聞いていくと、本当にどっちが先かわからないところがある。だから先生がおっしゃったようなモデルで形成していくのかなと思うんですけどね。

福田　さて、そろそろ予定の時間が近づいてきました。杉原先生と熊倉先生からの突っ込みが予想外に少なくてちょっと寂しい思いをしているところですので、ぜひお二方から、全体を通じてでも構いませんので、ご意見をお願いします。

杉原　普段の臨床でできることと、統合失調症の、たとえば脳の話も出ていたんですが、最近の研究だと、やはり抗精神病薬の量が多いと脳の萎縮が進みやすいといったことが出て、ただ、薬を飲んでいただかないと、なかなか治療がうまくいかないということもあります。自分が扱っている患者さんの数値データや脳の画像データを見ても、実際、そういう結果にはなっている。そういうのを考えると、なるべく薬を少なくすることが、臨床場面でまず最初にできることかなというので、それぐらいは気をつけようと考えています。

もっとプラスアルファがもちろんできないといけないと思いますが、まずそれができていないことがしばしばあるんじゃないかなという気はしています。私の場合、まだ高尚なところまではたどり着いていないので、地道なところからやっていこうというところです。

村井　基本に戻れということですね。

杉原　どうでしょうか。基本に戻れとかいうふうには思いませんが、若い先生たちとも一緒に仕事をする立場になっているので、誰でも最低でもこれぐらいはできておいてほしいとか、ここは押さえておいてもらいたいとか、そういうところをまず共有しないといけないのではないかと。そこがまず最初にやらないといけないことかなと思っています。

それをやるだけでも結構大変だったりするんですよね。きょうお話に出ていたリカバリーに関して価値の話とか、もしかしたら医療の外にあるかもしれないということに関しては、今はそこまではとても僕の時間と能力では扱えないということがあって、見なかったことにしておこう（笑）、みたいなところが多少はあるんですよね。そこはもう個人で頑張ってください、みたいなところがあるので。

ただ、本来はちゃんとそういったことが理論的にはあり得るし、現実的にもそういったことがあり得るということを伝えていかなければいけないというか、自分では意識していかないといけないし、若い人たちにもそういうところを意識していただけるように……医者の側の話ですけれど、そういう教育も必要なのかなと思いました。

福田　きょうのお話は抽象的な面がありましたが、それを具体的な形で診療場面に戻していかないといけないという問題提起ですね。ありがとうございます。それでは熊倉先生、お願いします。

熊倉　お話を聞かせていただきながら、精神保健医療福祉の今後について考えておりました。脳科学の進歩に従って疾患概念が今後も変遷し、たとえば「ビタミン欠乏が原因であるからビタミンを補充する」だったり、自我形成過程に焦点を当てた統合失調症の支援論など、解明された疾患の原因や特徴に応じて、生物・心理・社会的（biopsychosocial）に細分化し、多元主義的に特化した治療法を、今後さらに高めていく必要があります。

ただ、それを進めるに従い、先ほどの二つの図の生活支援というところの福祉の構造が、生物学（biology）の進歩とかち合ってくると思っています。統合失調症や双極性障害といった、病名に対応して障害年金の受給が決まるというような福祉構造である限り、脳科学の発展によって疾病概念を柔軟に再構成していきづらいという弊害が必ず生じてきます。たとえば、「ビタミン欠乏症」によって統合失調症様の症状を呈しており、生活障害があるにもかかわらず年金が受給できない、というような状況を危惧しています。福祉は診断名に対してではなく、機能障害の程度に応じて提供されるという方向性に、もちろん既存のシステムの中で生活している方に配慮しながらゆっくりとですがシフトして、今後症状レベルに切り分けて解明されていくであろうbiologyの進歩を柔軟に迅速に支援に活かすための、社会の土台作りが必要になると思います。

それから、われわれが専門家として担う仕事として、人がどう生きるかということと向き合う精神医学の専門性を、きょう話し合われたリカバリーの概念等も含めて、社会に広く汎化し、非専門家にタスクシフティングしていく努力を一層していく必要があります。精神科医以外の医師やコメディカル、そして非専門家に対して、教育とも連携しながら、メンタルヘルスの重要性をいかに伝え、向上していけるかが、われわれの世代の課題であると感じます。

福田　ぜひ新しい世代として頑張っていただきたいですね。

それでは座談会の最後に、三人の先生方から、きょうの感想や問題提起をお聞かせいただいて終わりにしたいと思います。

では村井先生、お願いします。

まとめ

村井　僕はもう語り尽くしましたので（笑）。

福田　よろしいですか。では笠井先生、いかがですか。

笠井　そうですね、まとめにならないかもしれませんが、いくつか感想や話しそびれたことを述べますので、他の先生方も追加していただけたらと思います。

きょうの座談会は非常に参考になりました。と申しますのは、リカバリーMとかSとかLとかという話が出ましたけれども、私はいろいろな意味で、統合失調症の支援に携わる人々に、そういうことをもっと知ってもらいたいという気持ちがあるんです。ただ、そういうことを考えていくうえで、人間ってやっぱり物事を考えるときに少し範疇を決めたり、具体的にイメージしたりしないとなかなか話が進まなかったり、伝えることができないので、リカバリーMとかSとかLとかについて皆さんと議論できたのは、すごく勉強になりました。

そういうリカバリーということをどう評価していくかという課題が横たわっています。リカバリーLについてはおいておくとして、リカバリーMとかSについて矛盾を極力少なくする形で評価するにはどうしたらいいのか。その評価に関して、標準的にならないものをいかに標準化するかというようなことは、今後考える必要がありますね。

振り返ってみると、QOLとかウェルビーイングとかといわれているものの指標があまりにもお粗末で、単に「私は幸せだ」にマルをつける、みたいなものなんですよね。果たしてそういう尺度でアウトカムということを定義し、それによって新しい治療法の効果を判定するということでいいのか。そこはちょっと考えないといけないと思っています。評価尺度についても、当事者側の立場の方とよく相談しながら作っていかないといけない。「べてるの家」の向谷地生良先生（北海道医療大学）とも話したりしてみたんですけれど、そういうことも精神医学としては今後考えていかなくてはいけないと思っています。

リカバリーのガイドラインということも、リカバリーLという意味では不可能かもしれませんが、リカバリーMとSにおいては、ある程度医療従事者にとっての支えとなるような、もちろん当事者にとってもその価値観が混乱している中で少し道しるべとなるようなものができればいいなというふうに考えています。

脳研究とリカバリー

笠井　もう一つは、自分が二〇年間、臨床や研究をしてきて感じたことです。私が研究をはじめたころは、ダニエル・ワインバーガー（Daniel R. Weinberger）という方が、もともと統合失調症というのは神経発達障害があって、その後の発達は正常で、でも初期値が違うから、発病してからの値も違うわけで、あとは抗精神病薬で対症的にやるしかないといった、神経発達障害仮説を主張されていました。しかし私たちを含む世界中の研究で、統合失調症の方の脳体積が、早期の段階に限局して、わずかながら進行的に減ることが発見されて、その結果を根拠として早期介入が盛んになったんですね。ただ、早期介入が盛んになったのはいいのですが、目指すは発症予防、発症することは悪いアウトカムだ、みたいな感じの研究スタイルがまだまだ多いんです。明確には発症していない方でも、不安や抑うつ感による精神的苦痛は相当なもので、発症するとかしないとかというアウトカムではなくて、発症しない人でもどうやって立ち直っていくかということを、科学的に考えていったり、介入方法を考えていく必要があるだろうと思っています。

進行性脳体積減少ということが発見されたあとに、一時、統合失調症患者さんは進行的に具合が悪くなっていく疾患だという説が出かかったんですが、村井先生のグループが長期的には健常者で緩やかに進んでいく体積減少と率は変わらないという研究を出された。それはすごく重要な研究だと思って、最近われわれもＮＩＲＳ（光トポグラフィ）で追試をしました。そういう誤った神話みたいなものを研究でちゃんと訂正していくのも、すごく重要だと思っています。

最後にもう一点、統合失調症患者さんについてリカバリーLというのは、主観的なものなのでわれわれが考えるものではないということですが、M・Sについて脳との関係を考えていくのはすごく重要で、それを先駆的になさったのも村井先生の統合失調症患者さんのQOLと脳構造の関係の論文です。村井先生はそういう形ではご発表されなくて、大したことはやっていませんとおっしゃっていましたが、リカバリーMとかSのことを考える端緒となるすごく先駆的な研究だと思ったので、僕はそういうふうに申し上げたんです。これは数年前の話で、そのときはあまりぴんときていらっしゃらないような感じでしたが（笑）、きょうあたりはちょっとぴんときていただいて、ご自身がいかに先駆的であるかということに気づいていただいたんじゃないかと思っています。

村井　いやあ……。

笠井　僕はそう思っていますので、これからは、村井先生のクールさをちょっとホットな感じにしていただいて（笑）。

村井　ありがとうございます。時間があるようでしたら、少しだけ発言させていただきます。

今の二つの研究のこと、ありがとうございます。後者の研究は今日のM・S・Lの分類でいくと、Sのところを扱った研究です。要するに主観的なものを評価するというのをもう少しきっちりやっていくことが大事じゃないかという話です。一方のLの部分については、こうしたガイドラインを作るということには懐疑的だということを、私自身の意見としてここまで述べてきました。私はこういう議論の場では懐疑的な意見を述べるほうですので。

ただ、全体の議論を通して、MやSのような定量化可能なリカバリーについて、皆がいろいろな意見を出していく過程自体に意味があるように思えてきたわけです。皆で考えていって、そのMやSの部分のガイドラインを一緒に作っていく。その議論がよいかたちになると、ガイドラインを作るのは本来無理だと思われるLの部分についても、その作業に関わった皆の人生に反映されるんじゃないかと。そんなことを最後に感じました。

福田　ありがとうございます。

それでは池淵先生、お願いします。

池淵　皆さんのお話を聞いていて、自分の言いたかったことが見つかりました。M・S・Lと言っているのは私たちの頭の中での概念化であって、患者さんの生活の中ではM・S・Lは混ざっていて一つのものだと思うんです。臨床をやっていても私はしょっちゅうMの話もしているけれど、多くの時間はLの話で費やしているかなと思うんです。リカバリーをやっている人は、どうもLをやっている人とM・Sをやっている人が分かれていて、お互い仲があまりよくないんですね。私の領域はいろいろな職種の人が集まって一緒にやっていて、職種によってもご家族や当事者によっても違うんです。私はやはりM・S・Lを重層的なものとしてトータルに考えていけるとよいということをきょうのまとめにしたいです。ガイドラインも、明示的にできない部分もあるかもしれないけれど、Lの部分も視野に入れていくことをしていきたいと思いました。

福田　もういちど整理しますと、リカバリーMは客観的な症状や客観的な障害の回復。リカバリーSは主観的な症状や生活の障害の回復。リカバリーLは人生や価値観の回復、とまとめられるかと思います。

先生方、非常に貴重なご意見をありがとうございました。きょうは座談会の内容として、なかなか統合失調症に絞り込めなかったというのは私の責任でもありますが、たぶんそれだけではなくて、このテーマ自体の特徴なんだろうと思います。

つまり統合失調症に限った話ではなくて、皆さんがお感じのように精神疾患一般に共通するし、精神疾患だけでなく、障害を持っていない方や病気を持っていない方にも共通する側面があるというところ。しかし一方で、統合失調症という病気を持つからこその特異的な部分もある。その両方があるからこそ絞り切れなかったというテーマだと思います。そのあたりについてこれから発展させていただくのは、杉原先生と熊倉先生の今後のお仕事かなと思って期待を強く持っております。

そのうえで、最後に私が脱線して恐縮ですが、感じたことを少し。私自身、松本ハウスのお二人とお話をしたことがありますし、最近ですとGOMAさんという方ともお話をさせていただきました。

村井　ディジュリドゥ奏者の方ですね。

福田　はい。GOMAさんは頭部外傷後遺症をお持ちの方です。お話の中で感じたことがたくさんありますが、一つだけお話をします。ハウス加賀谷さんやGOMAさんが壇上で講演しているときには障害が目立たないように見えます。全くないように見えることもあります。ところが楽屋でお話をしていると、ああ、やっぱり障害もお持ちなんだとわかるところがあります。この点はリカバリーという視点からとても大事だと思っています。人前で話をすることによって聴き手のリカバリーが促されますけれど、同時にご本人のリカバリーになっているという側面もあるということです。人前に立って話をするという役割を与えられることで、リカバリーが促進できている面があるわけです。そうではないプライベートな雑談では、状況が変わることを感じました。そういう意味で、リカバリーは単に本人だけのことではなくて、社会における対人関係の中でもリカバリーが変化する部分がある。

笠井　それは深いですね。

福田　そういう側面についても考えていけるといいかなと思ってお話を聞いていました。

ところで、池淵先生も村井先生も笠井先生も、日本統合失調症学会で役職をお務めの先生です。今後の統合失調症学会の方向性として、きょうの座談会に出たような内容が盛り込めるようになればいいなと思っています。そのためには、精神科医だけでなくいろいろな職種の方や、そしてもちろん当事者とそのご家族の方とも一緒に考えていける学会に発展していければと。この座談会の副産物として、そのような方向に向かっていけばと思いましたので、そのことも含めてお願いしておきたいと思います。

きょうは統合失調症に絞り切れなかったからこそ、かえって貴重な、普段は聞けないようなお話をお聞きすることができました。本当にありがとうございました。

こころの科学　特別企画一覧

数字は号数、人名は編者を示す

1 神経症　山下　格
2 子どもの精神衛生　平井信義
3 心理テスト　岡堂哲雄
4 表現の光と影　宮本忠雄
5 老年期のこころ　長谷川和夫
6 中学生　佐治守夫・村瀬孝雄
7 うつ病　風祭　元
8 ヒューマン・エソロジーに向けて　日高敏隆
9 離婚　田村健二・田村満喜枝
10 精神分裂病　宮本忠雄・山下　格・風祭　元
11 発達と学校保健　小倉　学・河野友信
12 対人関係の心理学　星野　命
13 現代の精神分析　小此木啓吾
14 現代心理学への招待　東　洋・藤永　保
15 心身症　筒井末春
16 カウンセリングの現在　河合隼雄
17 こころの病気と東洋医学　大塚恭男
18 フリースクール　伊藤隆二・堀真一郎
19 こころの危機への援助　増野　肇
20 性格　詫摩武俊
21 働き盛りのメンタルヘルス　平井富雄・関谷　透
22 非行　水島恵一・安香　宏
23 こころのセルフヘルプ　斎藤　学
24 薬物依存　小田　晋・佐藤光源
25 性とこころ　熊本悦明
26 ストレスとつきあう　丸野　廣
27 無意識の世界　河合隼雄
28 パーソナリティの障害　西園昌久
29 病みつつ生きる支え　外口玉子・久保紘章
30 母性　小嶋秀夫・大日向雅美
31 ブックガイド・心理学　本明　寛
32 現代ともだち考　依田　明
33 臨床心理士—その養成と職能　大塚義孝

34 家族を援助する　下坂幸三
35 死を生きる　河野博臣
36 境界例　河合隼雄・成田善弘
37 自閉症　中根　晃
38 診断の基準　藤縄　昭・北村俊則
39 中年期のこころ　吉松和哉
40 不安　高橋　徹
41 夢　山中康裕
42 学習障害　上野一彦
43 癒しとしての宗教　宮本忠雄
44 思春期　清水將之
45 こころのケア　佐藤壹三
46 記憶と脳　杉下守弘
47 シングル・ライフ　宮本忠雄
48 笑いとユーモア　加藤尚武
49 心身医学と人間　河野友信
50 現代の抑うつ　風祭　元
51 不登校　山崎晃資
52 摂食障害　野上芳美
53 アイデンティティ　鑪幹八郎・山下　格

---

54 睡眠障害　大熊輝雄・宮本忠雄
55 ユング派の心理療法　河合隼雄
56 女子高生　馬場謙一
57 こころの病気と薬　風祭　元
58 学校カウンセリング　國分康孝
59 依存と虐待　斎藤　学
60 分裂病の現在　宮本忠雄・山下　格・風祭　元
61 フロイト入門　牛島定信
62 子どもの精神障害　河合　洋
63 自殺　高橋祥友
64 生徒のこころを支える——養護教諭のはたらき　清水將之
65 大震災とこころのケア　河野博臣
66 母子臨床　渡辺久子
67 精神障害者の社会参加　江畑敬介
68 躁うつ病　広瀬徹也
69 大学生のこころの風景　峰松　修
70 いじめ　河合隼雄
71 高齢者を介護する　大塚俊男
72 家裁調査官　清水將之

【そだちの科学】

こころの科学……年六回偶数月発売／そだちの科学……年二回四月・一〇月発売／統合失調症のひろば……年二回三月・九月発売／ご購入は全国の書店または小社に直接お申し込みください。

日本評論社創業100年記念出版

こころの臨床《りんしょう》を語《かた》る 「こころの科学《かがく》」対談《たいだん》・座談選《ざだんせん》

2018年5月25日 第1版第1刷発行

編 者——「こころの科学」編集部

発行者——串崎 浩

発行所——株式会社 日本評論社

〒170-8474 東京都豊島区南大塚3-12-4

電話 03-3987-8621(販売) -8598(編集) 振替 00100-3-16

印刷所——港北出版印刷

製本所——難波製本

装 幀——駒井佑二

検印省略 © Nippon Hyoron-sha 2018

ISBN 978-4-535-98451-6 Printed in Japan

JCOPY <(社)出版者著作権管理機構 委託出版物>

本書の無断複写は著作権法上での例外を除き禁じられています。複写される場合は、そのつど事前に、(社)出版者著作権管理機構(電話03-3513-6969、FAX03-3513-6979, e-mail: info@jcopy.or.jp)の許諾を得てください。

また、本書を代行業者等の第三者に依頼してスキャニング等の行為によりデジタル化することは、個人の家庭内の利用であっても、一切認められておりません。

こころの科学叢書

子どものそだちとその臨床　滝川一廣［著］ ◈本体2,000円＋税

そだちの臨床　発達精神病理学の新地平　杉山登志郎［著］ ◈本体1,700円＋税

子と親の臨床　そだちの臨床2　杉山登志郎［著］ ◈本体2,000円＋税

増補 母性愛神話の罠　大日向雅美［著］ ◈本体1,700円＋税

新訂 自閉症　村田豊久［著］ ◈本体1,700円＋税

自閉症とそだちの科学　黒川新二［著］ ◈本体1,700円＋税

発達支援のむこうとこちら　田中康雄［著］ ◈本体1,900円＋税

非行・犯罪の心理臨床　藤岡淳子［著］ ◈本体2,000円＋税

非行と広汎性発達障害　藤川洋子［著］ ◈本体1,700円＋税

教育相談入門　心理援助の定点　高野久美子［著］ ◈本体1,700円＋税

プレイセラピーへの手びき　関係の綾をどう読みとるか　田中千穂子［著］ ◈本体1,700円＋税

新訂 子ども臨床　清水將之［著］ ◈本体1,900円＋税

日本の医者　中井久夫［著］ ◈本体2,000円＋税

新編 分裂病を耕す　星野 弘［著］ ◈本体2,000円＋税

てんかんと意識の臨床　兼本浩祐［著］ ◈本体2,000円＋税

日本評論社　https://www.nippyo.co.jp/